产科医师能力提升培训教程

主编　陈敦金　漆洪波　赵扬玉

人民卫生出版社
·北京·

图书在版编目（CIP）数据

产科医师能力提升培训教程 / 陈敦金，漆洪波，赵扬玉主编 . —北京：人民卫生出版社，2020.9（2023.9 重印）

ISBN 978-7-117-30508-2

I.①产… Ⅱ.①陈…②漆…③赵… Ⅲ.①产科学 — 职业培训 — 教材 Ⅳ.①R714

中国版本图书馆 CIP 数据核字（2020）第 181656 号

人卫智网	www.ipmph.com	医学教育、学术、考试、健康，购书智慧智能综合服务平台
人卫官网	www.pmph.com	人卫官方资讯发布平台

产科医师能力提升培训教程

Chanke Yishi Nengli Tisheng Peixun Jiaocheng

主　　编：陈敦金　　漆洪波　　赵扬玉

出版发行：人民卫生出版社（中继线 010-59780011）

地　　址：北京市朝阳区潘家园南里 19 号

邮　　编：100021

E - mail：pmph @ pmph.com

购书热线：010-59787592　　010-59787584　　010-65264830

印　　刷：廊坊一二〇六印刷厂

经　　销：新华书店

开　　本：787 × 1092　1/16　　印张：8

字　　数：199 千字

版　　次：2020 年 9 月第 1 版

印　　次：2023 年 9 月第 2 次印刷

标准书号：ISBN 978-7-117-30508-2

定　　价：128.00 元

打击盗版举报电话：010-59787491　　E-mail: WQ @ pmph.com

质量问题联系电话：010-59787234　　E-mail: zhiliang @ pmph.com

编者名单

主　编　陈敦金　漆洪波　赵扬玉

副主编　冯　玲　侯红瑛　王爱玲　肖　梅

编　者（按姓氏汉语拼音排序）

陈敦金　广州医科大学附属第三医院

崇雨田　中山大学附属第三医院

崔金辉　中山大学附属第三医院

冯　玲　华中科技大学同济医学院附属
　　　　同济医院

甘　泉　湖北省妇幼保健院

高　倩　中山大学附属第三医院

韩振艳　中山大学附属第三医院

贺　芳　广州医科大学附属第三医院

侯红瑛　中山大学附属第三医院

胡　晶　湖北省妇幼保健院

胡娅萍　湖北省妇幼保健院

贾小燕　重庆医科大学附属第一医院

蒋婷婷　湖北省妇幼保健院

刘燕燕　华中科技大学同济医学院附属
　　　　同济医院

柳　溪　湖北省妇幼保健院

鲁泽春　中国疾病预防控制中心妇幼保健
　　　　中心

漆洪波　重庆医科大学附属第一医院

苏春宏　广州医科大学附属第三医院

王　玲　湖北省妇幼保健院

王　莹　湖北省妇幼保健院

王爱玲　中国疾病预防控制中心妇幼保健中心

王静玲　湖北省妇幼保健院

王晓怡　广州医科大学附属第三医院

王永清　北京大学第三医院

肖　梅　湖北省妇幼保健院

颜　昊　广州医科大学附属第三医院

严　丽　华中科技大学同济医学院附属同济医院

杨　琼　湖北省妇幼保健院

杨师琪　广州医科大学附属第三医院

叶圣龙　北京大学第三医院

余　琳　广州医科大学附属第三医院

张　华　重庆医科大学附属第一医院

张　媛　中山大学附属第三医院

赵　蕾　湖北省妇幼保健院

赵扬玉　北京大学第三医院

周　冬　湖北省妇幼保健院

周　瑾　中山大学附属第三医院

周燕媚　广州医科大学附属第三医院

讨论专家

（按姓氏汉语拼音排序）

边巴卓玛　拉萨市人民医院

曹引丽　西北妇女儿童医院

陈敦金　广州医科大学附属第三医院

陈维娜　上海市长宁区妇幼保健院

段　涛　上海市第一妇婴保健院

樊　杨　宁夏回族自治区人民医院

冯　玲　华中科技大学同济医学院附属同济医院

侯红瑛　中山大学附属第三医院

胡娅莉　南京大学医学院附属鼓楼医院

李笑天　复旦大学附属妇产科医院

刘彩霞　中国医科大学附属盛京医院

鲁泽春　中国疾病预防控制中心妇幼保健中心

罗　丹　成都市妇女儿童中心医院

漆洪波　重庆医科大学附属第一医院

王伽略　北京大学第三医院

王永清　北京大学第三医院

王志坚　南方医科大学南方医院

王子莲　中山大学附属第一医院

王谢桐　山东省妇幼保健院

魏　瑷　北京大学第三医院

肖　梅　湖北省妇幼保健院

张　龑　北京大学第三医院

张晓菁　山东省立医院

赵　欣　太原市妇幼保健院

颜建英　福建省妇幼保健院

杨慧霞　北京大学第一医院

朱启英　新疆医科大学第一附属医院

序 一

自古以来,生命和健康就是人们生存的基本权利,也一直是政府最为关心的"民生问题"。2016 年国务院发布的《"健康中国 2030"规划纲要》提出:健康是促进人的全面发展的必然要求,是经济发展的基础条件,是民族昌盛和国家富强的重要标志,也是广大人民群众的共同追求。产科作为研究生命的起点的学科,总是被赋予更多的内涵,这个特殊的学科承载着国家未来的希望,被认为是社会繁荣发展的考察指标之一。

中国地域辽阔,南北跨越纬度超过 50°,更是人口大国,近年来每年分娩一千七百万以上的新生儿。而这一千多万的母儿的生命安全就托付在全国各级医疗机构的产科医生身上。虽然经过多年的发展,各地产科医生的能力水平得到了长足的进步,中国孕产妇的死亡率近年来逐年下降,但是各地区、各省份、各医院的产科医生对产妇的处置水平依然参差不齐,离实现国家产科同质化服务的要求相距甚远。为了让不论是身处偏远的西部山区的孕产妇,还是在黑土地哺育下的东北准妈妈,都一样可以得到一线城市同等安全的医疗服务,我们做了相当多的工作。从医院建设、设备引进、制度更新及人才培训等方面入手,最终证实,人才才是真正实现这个目标的灵魂和核心。

现代临床医学是一门博大精深的学科,也是涉及领域非常复杂的学科,这门学科不是单纯的科学,而是一门集基础医学、心理学、社会科学、伦理学、道德和品德修养及实践理论结合的学科。所以临床医生的培训是一个长久的系列工程,伴随着临床医生毕生的职业生涯。医生的职业培训分为几个阶段:第一个阶段是大学的专业技术及理论培训;第二个阶段是大学后的住院医生规范化培训;第三个阶段是大学后的继续教育培训等。本书的目标正是针对大学毕业后的继续职业培训,针对在临床工作中有一定的实践经验者,在充分总结以往工作的基础上,或漏补缺,或矫妄拨正,或系统培训,使之再上台阶。总之,本书是对产科医生能力提升的不可多得的好帮手,好教材,好老师。

本书的出版是在国家卫健委相关部门指导下,成立了专门的编写委员会,组织了全国多家著名医疗机构,近百名知名专家参与讨论,历时 3 年的时间酝酿而成。本书经过三轮审稿,多次的线下及线上会议讨论,终于在 2020 年的下半年隆重出炉。它既是一部凝聚了专家们的辛勤汗水和智慧的精美作品,又是一部结合中国产科医生的实际情况能切实提高产科医生的孕产妇救治能力的著作。

本书内容丰富、图文并茂,可以作为全国大学毕业后的产科医生的教材,也可以作为临床指南、讲课等的参考。值此本书即将出版之际,预祝本书顺利出版,为中国产科医生的能力提升起到积极的作用。

乔 杰

中国工程院院士

2020 年 9 月

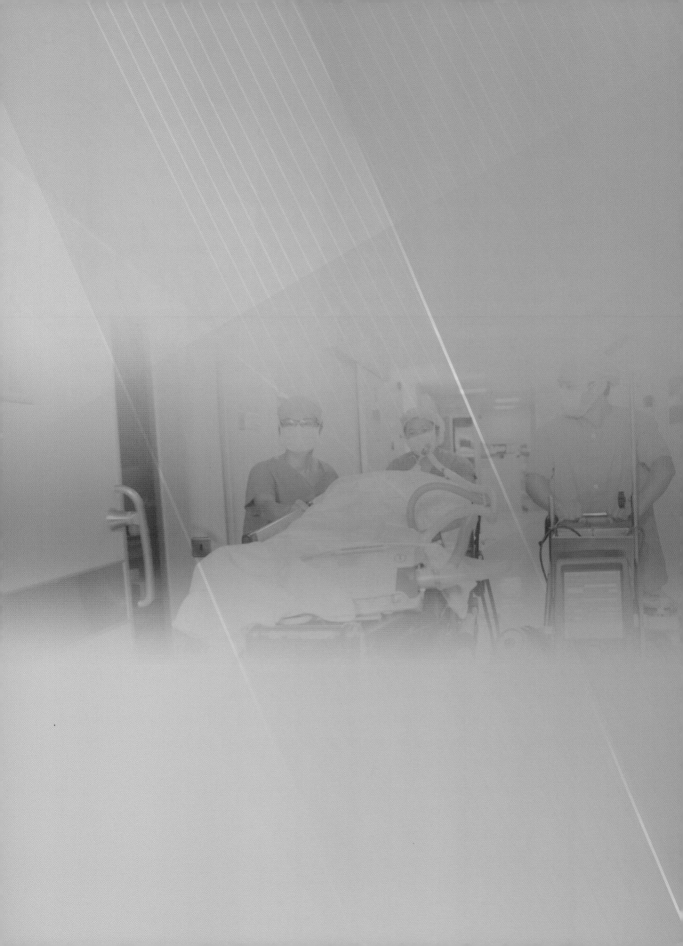

序 二

欣喜地看到陈敦金教授主编的《产科医师能力提升培训教程》即将出版！

近年来，经过中国妇产科医师的不懈努力，中国孕产妇的死亡率已经极大程度地下降。但在孕产妇死亡病例中，产后出血、子痫前期等妊娠并发症所导致的孕产妇死亡仍占相当大的比例，值得产科同道们思考。陈敦金教授编写的这部大学后继续教育的实用教材，可谓是雪中送炭。

郎景和院士在《一个医生的人文》中提到，医生必须经历三个境界：得艺，拥有娴熟的手法将手术完成；得气，在得艺的基础上对医学知识融会贯通，熟中生巧；得道，将事物的本质看得非常清楚，即使遇见一种没有见过的病，也能够举一反三，登堂入室，从而达到更高的造诣。这是医生修炼的过程，也是医生毕生追求的专业高度。我也一直认为，除了专业技术，医生此生需要修炼的还有很多，最重要的是医生的自身修养和哲学理念，也就是做一个有情怀的产科医生。专业和技术的提高固然非常重要，在临床实践中，更需要较高的境界支撑我们将技术完美的用于最需要的人，同时，给予患者的不单纯是技术，更多的是关怀和爱。

此书聚焦孕产妇死亡重要的相关疾病，既有理论及临床思维培养，又有模拟演练视频，便于全面充分掌握知识点，为产科医师的临床能力提升提供了新的学习方法，是一本不可多得的实用案头书。值此书即将出版之际，有幸受邀为陈敦金教授的书著作序，向陈敦金教授及团队的辛勤工作致敬！

朱 兰

中华医学会妇产科学分会候任主任委员

2020 年 9 月

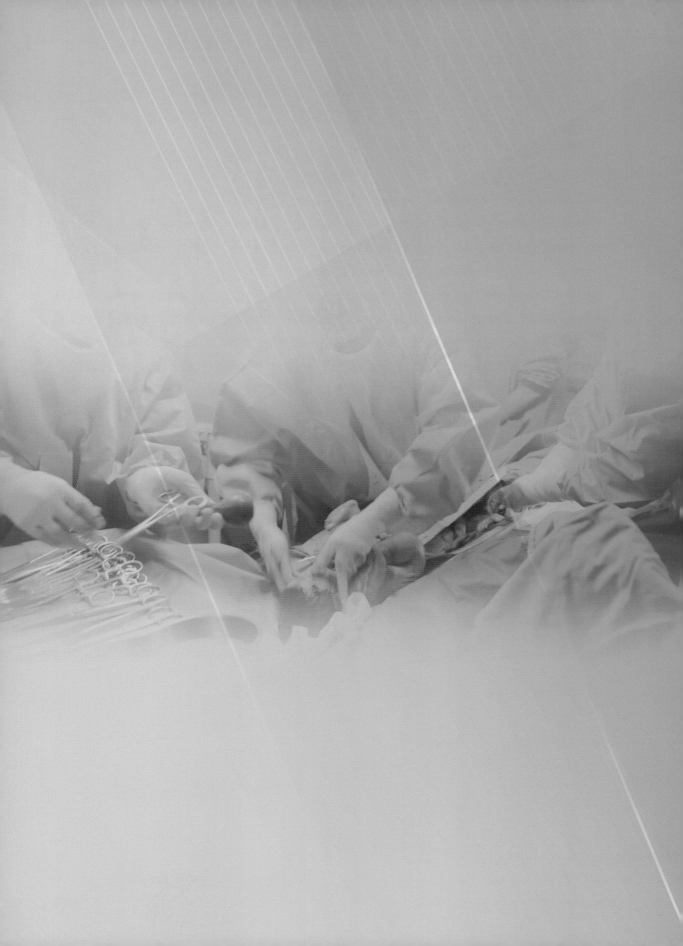

前　言

凡是此刻拿起这本书准备翻阅的你，大概率是妇产科医师，想必是希望此书能够解开你的某个疑惑，或者能够告知你某种疾病的预防、治疗及预后。我们的心情和你一样，希望这本书能够真正帮得到你。

我从事"重症孕产妇救治"工作始于 1998 年，虽然妊娠不是病，但有些妊娠并发症与合并症需要防治，而孕产妇救治又与"母儿"结局相关，"急救"成败与产科医师临床思维、技能熟练程度关联性强。多年的救治工作，也使我感受到医师临床思维水平的提高、临床技能的培养是多么重要。医师的临床思维决定了其在临床医疗实践中对疾病的具体认识，并按照这一认识指导医疗活动的思考过程。刚刚进入临床的妇产科医师的临床思维多停留在感性认识上；而有部分临床医师在临床工作一段时间后，常以既往的经验应对日常事务性工作，却不大注意理性认识和思维方法。这些情况都容易导致认识偏差，最终导致误诊和误治、漏诊和漏治。本书着重于知识的规范化和系统化，引导医生的正确临床思维的发展。

产科医师工作处置与孕产妇、围产儿结局相关，而孕产妇 / 围产儿死亡率高低是衡量一个国家、地区综合医疗实力的标准之一。对妊娠期并发症与合并症的预测、预防、预警及救治，可以改善孕产妇结局。在此基础上，产科医生的培训是长期的系统工程，将伴随其整个职业生涯。

本书的内容主要集中在影响孕产妇结局的常见产科并发症与合并症，突破传统的写作模式：以医学指南及新技术、新理论为基准，讲理论；以医学指南与专家共识为基准，编写了演练剧本，并拍摄了模拟演练视频。希望本书能够为大家提供一种理论学习 - 剧本教学 - 视频培训的学习模式，达到尽快提升临床医师解决实际工作能力的目的。

虽然本书凝聚了百余名产科专家的辛勤智慧，但是任何一本书都不可能达到尽善尽美。经过若干轮的讨论和更改、审稿及校对，我依然心怀忐忑，担心本书的内容不能让所有医生满意，恳切希望广大读者在阅读过程中不吝赐教，欢迎发送邮件至邮箱 renweifuer@pmph.com，或扫描封底二维码，关注"人卫妇产科学"，对我们的工作予以批评指正，以期再版修订时进一步完善，更好地为大家服务。

陈敦金

2020 年 9 月

第一章　产后出血

第二章　子痫前期 - 子痫

第三章　羊水栓塞

目 录

第七章　妊娠期及产褥期脓毒症、脓毒症休克

第八章　妊娠风险筛查与评估

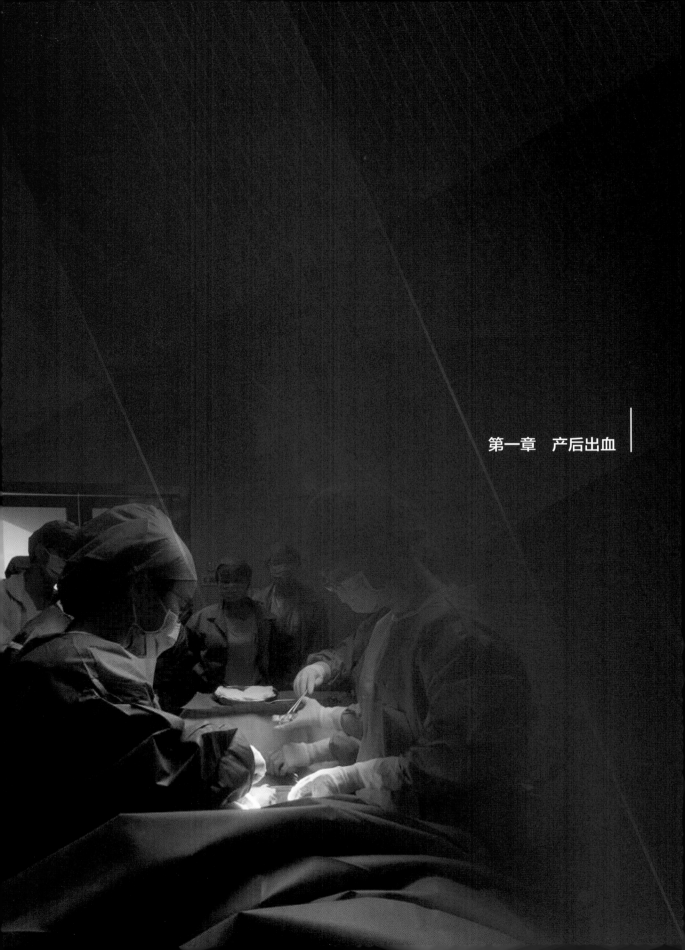

第一章　产后出血

产后出血（postpartum hemorrhage，PPH）是妊娠期特有疾病，是导致妊娠期子宫切除、产科严重并发症及孕产妇死亡的主要原因，发生率为 3%~12%。加强产后出血患者的预测、预防、转诊、模拟演练及管理，是降低产后出血患者死亡率的有效方法。

一、背景

产后出血一般是指胎儿娩出后 24 小时内，阴道分娩者出血量 ≥ 500ml，剖宫产者 ≥ 1 000ml；严重产后出血是指胎儿娩出后 24 小时内出血量 ≥ 1 000ml；出血量 >2 000ml 为极重度产后出血。由于产后出血常难以准确计量，以产后出血量为标准的"产后出血"的定义不能完全满足临床处置的需要。近年来，根据临床的实际需要，产后出血也有定义为：①根据出血量：当胎儿娩出后 24 小时内，阴道分娩累计出血量 ≥ 500ml、剖宫产后发生产后出血累计量 ≥ 1 000ml；②根据是否出现生命体征变化：出血（不论出血量多少）伴血流动力学改变者；③根据是否需要临床特殊干预措施：出血需要特殊干预措施的患者，如需要增加子宫收缩药物、需要手术处置等。

（一）产后出血的病情评估

1. 测量产后出血量的方法　方法较多，但尚无准确方法，目前多联合采用以下方法：

（1）简易目测法：可能低估实际出血量 40%~50%。

（2）称重法：失血量（ml）=［胎儿娩出后接血敷料总重量（g）− 接血前敷料干重（g）］/1.05（血液比重 g/ml）。

（3）容积法：产后接血容器收集到的血液里往往混合有羊水成分，与实际出血量不符。

（4）血红蛋白测定：血红蛋白每下降 10g/L，出血量为 400~500ml。由于血液浓缩和液体稀释，血红蛋白值不能准确地反映实际出血量，需要动态评估。

（5）休克指数法：休克指数（shock index，SI）= 脉搏（次 /min）/ 收缩压（mmHg）。有资料显示，妊娠期间 SI<0.9 为正常（表 1-1）。

2. 产后出血患者的病情评估　评估产后出血病情严重程度的指标有：出血量 / 输血量、子宫切除（pregnancy-related hysterectomy）、严重并发症发生率（severe maternal morbidities）、入住 ICU 及孕产妇死亡（maternal mortality）。有资料显示，当出血速度 ≥ 50ml/min 或出血速度为 1.5ml/（kg·min）持续超过 20 分钟时，可称为大量失血或病情严重；或胎儿娩出后 24 小时内出血量 ≥ 1 000ml 为严重产后出血，出血量 >2 000ml 为极重度产后出血。产后出血对患者结局的影响是动态的，评估患者病情需结合患者的出血量、出血速度、休克指数，以及患者 pH、体温、凝血功能等重要指标综合评估（表 1-2）。依据临床指标评估产后出血预后，能起到快速指导临床治疗的效果。

表 1-1　休克指数与病情评估

血压（mmHg）	休克指数	严重程度
SBP<140 和 DBP<90	SI<0.9	正常生命体征
140 ≤ SBP<159 和 / 或 90 ≤ DBP<109	SI<0.9	中度高血压，无休克
SBP<160 和 DBP<140	0.9<SI<1.69	中度休克，无严重高血压
SBP ≥ 160 和 / 或 DBP ≥ 110	SI<1.7	严重高血压，无重度休克
不论是否高血压	SI ≥ 1.7	重度休克

SBP:收缩压;DBP:舒张压。

表 1-2　产后出血病情严重程度评估

失血量（ml）	血压（收缩压）	症状体征	休克程度
≤ 500~1 000	正常	心悸、头晕、心动过速	代偿期
>1 000~1 500	轻度降低(80~100mmHg)	乏力、多汗、心动过速	轻度
>1 500~2 000	显著降低(70~80mmHg)	躁动、面色苍白、少尿	中度
>2 000~3 000	严重降低(50~70mmHg)	多系统衰竭、呼吸困难、无尿	重度

（二）产后出血的病因分类与救治

产后出血的病因主要有以下几种，应注意多种原因可并存。

1. 子宫收缩乏力　发生子宫收缩乏力时，子宫质软，轮廓不清，子宫内积血，宫底升高，间断性阴道流血增多；当按摩子宫及应用缩宫剂加强子宫收缩后，子宫变硬，阴道出血减少或停止，可以诊断为子宫收缩乏力。

2. 胎盘因素　胎儿娩出后 30 分钟内胎盘未娩出，阴道有大量流血，与子宫收缩无关，应考虑胎盘因素，胎盘部分剥离、嵌顿、胎盘部分粘连或植入、胎盘残留等是胎盘因素引起产后出血的常见病因。胎儿娩出后，徒手剥离胎盘时如发现胎盘与宫壁关系紧密难以剥离，牵拉脐带时子宫壁与胎盘一起内陷，可能为胎盘植入，此时应停止剥离。

3. 软产道损伤　疑有软产道裂伤时，应立即检查会阴、阴道、宫颈是否有裂伤。检查宫颈有无裂伤时，应注意检查子宫下段的裂伤。

4. 凝血功能障碍　常见于失血过多引起继发性凝血功能障碍的患者，少见于有凝血功能障碍疾病的患者。临床上表现为全身多部位出血、身体瘀斑、持续阴道流血，血液不凝。根据临床表现及实验室检查血小板计数减少、纤维蛋白原降低、凝血酶原时间等凝血功能异常可作出诊断。

（三）产后出血的救治

1. 产后出血的监测

(1)包括患者神志、血压、心率、呼吸、体温等生命体征监测,有条件的医院对重症患者还可开展中心静脉压(central venous pressure, CVP)、有创动脉血压等监测。

（2）出入量监测。

（3）实验室检查：包括血常规、凝血常规、DIC、血气分析、肝肾功能、电解质等检查。有条件的医疗机构还可开展血栓弹力图、心脏功能等项目监测。

（4）影像学检查：根据病情需要可以开展盆腔超声及其他影像学检查。

2. 产后出血的处理流程　产后出血处置为团队救治，重点是 MDT 团队建立（图 1-1，图 1-2）。

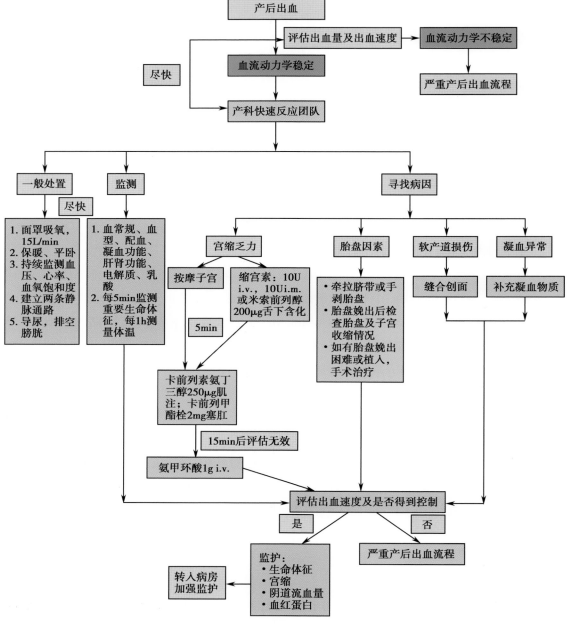

图 1-1　产后出血处理流程

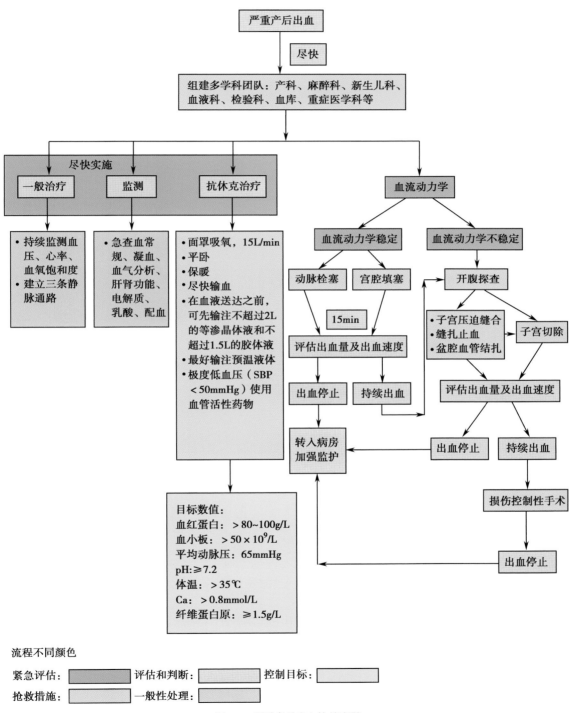

图 1-2 严重产后出血抢救流程

二、产后出血的常用药物与处置

(一) 常用药物

产后出血的常用药物见表1-3。

表1-3 产后出血的常用药物

名称	常用方法	副反应
缩宫素	1. 肌内注射:10U 肌内注射,3~7min 起效,持续60min 2. 静脉注射:10~20U 加入 500ml 晶体液中静脉滴注,迅速起效,持续 30min 3. 一般剂量 <60U/24h	大剂量可导致高血压、水中毒、心血管副反应
卡贝缩宫素	1. 肌内注射:3~7min 起效,较强宫缩持续 11min,规律性宫缩持续 120min 2. 静脉注射:2min 内起效,较强子宫收缩持续 6min,规律性子宫收缩持续 6min	过敏、心血管疾病患者禁用
麦角新碱	1. 肌内注射:2~3min 起效,持续 90min 2. 静脉注射(甲基麦角新碱):1min 起效,持续 45min	高血压患者慎用;冠心病及过敏产妇禁用
卡前列素氨丁三醇	1. 肌内注射:起效时间快,15~60min 高峰 2. 24h 总量 ≤ 2mg,规格:250μg/1ml	高血压者慎用,哮喘、心脏病、青光眼患者禁用
米索前列醇	1. 舌下、口服、阴道、直肠均可用药 2. 舌下、口服短时间起效,阴道、直肠用药时起效较慢 3. 常用剂量:200~600μg	副反应:恶心、呕吐、腹泻、寒战和体温升高。高血压、肾上腺皮质功能不全,以及活动性心、肝、肾疾病者慎用;青光眼、哮喘及过敏体质者禁用
氨甲环酸	1. 静脉注射 2. 1g 加入液体中(100mg/ml),输注速度 1ml/min 3. 在产后或产后 2 小时内使用	有增加血栓形成风险
血管活性药物	1. 去甲肾上腺素:0.2~1.0μg/(kg·min)静脉滴注,维持血压 2. 多巴胺:3~5μg/(kg·min)静脉滴注,有正性肌力作用,剂量过大或过小可能对患者无效或有害	

(二) 手术治疗

如药物不能控制出血,应尽早采用手术干预。

1. 宫腔填塞　以往多采用宫腔纱条填塞;近年来宫腔球囊填塞较多,有效率达 90%~95%,放置 24~48 小时后取出。

2. 子宫缝扎止血　常用 B-Lynch 缝合及其他缝合方法,有效率达 85%~90%。

3. 盆腔血管结扎　包括子宫动脉结扎、髂内动脉结扎,有效率达 50%。

4. 经导管动脉栓塞术　适应证:经保守治疗无效的各种难治性产后出血(包括宫缩乏力、产道裂伤和胎盘因素等),患者出现休克应先进行抗休克治疗,补充血容量后再行动脉栓塞,有效率达 86%。禁忌证:造影剂过敏、生命体征极度不稳定、不宜转运者;合并有其他脏器出血的 DIC;严重的心、肝、肾和凝血功能障碍者。

5. 软产道裂伤　应彻底止血、缝合裂伤。宫颈裂伤 <1cm 且无活动性出血不需缝合。宫颈裂伤 >1cm 且有活动性出血应缝合。发现血肿可采取切开清创、缝扎止血或纱条填塞压迫止血。

6. 子宫切除　适应证:已使用各种足量的宫缩剂和各种保守性手术,子宫仍收缩不良、出血不止,不具备治疗性动脉栓塞术条件者。

(三) 容量复苏及输血

建议对产后存在活动性出血的患者容量复苏,控制早期的产后出血。复苏过程中重复检测血清乳酸、碱缺失、血细胞比容、血红蛋白来评估组织灌注和氧合情况。液体及血制品的输注推荐:

(1)晶体液:≤ 2L 的等渗晶体液。

(2)胶体液:≤ 1.5L 的胶体液直接血液输注。

(3)红细胞悬液:目前没有启动红细胞输注的固定标准,尽快完成交叉配血,输血指征应根据患者临床出血量、血流动力学改变或血红蛋白(Hb ≤ 60g/L 为输血指征)来决定;应注意的是,急性出血患者血红蛋白可能正常,因此临床评估极为重要。

(4)新鲜冰冻血浆(fresh frozen plasma,FFP):产妇大出血期间,每输注 6U 红细胞宜输注 FFP(12~15)ml/kg;如果能够及时获得凝血试验结果,宜以该结果指导 FFP 输注,输注阈值为 PT 和 / 或 APTT>1.5 倍正常值,目标是维持 PT/APTT<1.5 倍正常值。

(5)纤维蛋白原:应密切监测产妇纤维蛋白原,当纤维蛋白原 <2g/L 并存在持续出血时,应考虑早期输注纤维蛋白原。

(6)冷沉淀:产妇大出血期间,如果持续出血且血纤维蛋白原低于 2g/L,需输注 2U 冷沉淀,标准计量为 10U;随后宜以纤维蛋白原测定结果为指导,目标是维持纤维蛋白原 >1.5g/L。

(7)血小板:急性出血患者宜维持 PLT>50×10^9/L,对于出血患者,如果持续出血且血小板计数低于 75×10^9/L,需输注 1U 血小板。

(8)重组活化因子Ⅶ:当出现凝血功能障碍时,可尝试使用重组活化因子Ⅶ。

三、产后出血诊治团队模拟演练

病史:孕 3 产 1 孕 39 周的经产妇,定期产检,未发现异常,因"阵发性下腹痛伴见红 6 小时"于 × × 年 ×

月 × 日 8：00 入院,9：00 临产,产程进展顺利,13：00 宫口开全,13：45 顺娩一活女婴,体重 4 050g,Apgar 评分 1 分钟、5 分钟及 10 分钟都为 10 分,胎儿前肩娩出后立即肌注缩宫素 10U,胎盘尚未娩出,会阴 I 度裂伤,胎儿娩出后阴道流血约 500ml。

场景 1：产后出血 500ml。演练目的：快速建立初级救治团队、查找出血原因、对症处置

助产士 1（台上）	呼救,按摩子宫,在医生到场之后协助医生操作。
助产士 2（台下）	一般处理：面罩给氧、心电监护、开放静脉通道两条、抽血化验（血常规 + 血型、配血、凝血常规等）。
助产士 3	呼叫医生团队,记录 / 核对 / 评估 / 安抚患者。记录：①时间（团队人员到达时间、出血时间、各项处理开始及完成时间）;②各项医嘱,出血量、出入量、生命体征等。

医生 1 记录,医师 2 操作：

(1)医嘱：缩宫素 10U 肌注、缩宫素 10U+ 平衡液 500ml 静脉滴注维持、平衡液 500ml 静脉滴注、前列腺素氨丁三醇 250μg 肌内注射。

(2)操作：①持续出血及考虑胎盘因素者徒手剥离胎盘;②检查胎盘、胎膜完整性,检查血液是否凝固,与助产士 1 一起检查软产道并缝合。

场景 2：经过上述处理后,阴道出血达 800ml。演练目的：团队建立、出血原因查找、进一步稳定生命体征。

团队：助产士 1（台上）、助产士 2（台下）、助产士 3（台下）、医生 1（一线）、医生 2（二线）。

助产士 1（台上）	继续协助医生操作,汇报出血量。
助产士 2（台下）	管理静脉通道,执行补液等医嘱。
助产士 3	①记录：时间（团队人员通知及到达时间、出血时间、各项处理开始及完成时间）、出入量、生命体征;②和助产士 2 核对医嘱;③安抚患者。
医生 1（一线）	①汇报病史;②医患沟通,签知情同意书,下医嘱,记录抢救经过。
医生 2（二线）	指挥抢救,评估出血原因及严重程度,下医嘱：①氨甲环酸 1g 静脉滴注;②宫腔球囊填塞：在助产士 1 协助下进行宫腔填塞（球囊或者纱条）;③汇报医生 3（三线）。

场景 3：产后出血 1 000ml。演练目的：团队建立、进一步查找原因、稳定生命体征、进一步处置。

宫腔填塞后仍可见引流管活动性出血,患者出现头晕 / 乏力等症状。

团队：二级预警团队 + 医生 3（三线）、麻醉科医师、手术室护士、血液科医师、输血科医师、介入科医师、重症医学科医师、医务科相关人员。

助产士 1	①继续协助医生操作;②缝合会阴伤口。
助产士 2（台下）	①一般处理：开放第三条静脉通道,再次抽血化验;②执行补液医嘱。
助产士 3	①呼叫三线医生及助产士 4;②记录并汇报生命体征;③核对医嘱。

助产士 4	协助送血及拿血制品。
医生 1（一线）	①汇报病史及检验结果；②医患沟通，签知情同意书，下电脑医嘱，记录抢救经过；③通知相关科室组成多学科团队。
医生 2（二线）	继续进行止血操作。
医生 3（三线）	指挥抢救，评估出血原因、严重程度及止血效果，决定治疗方案。①协调多学科团队；②输浓缩红细胞 400ml，新鲜冰冻血浆 400ml；③评估严重程度及止血效果，决定下一步止血方案。

场景 4：产后出血 1 600ml。演练目的：稳定生命体征、进一步查找原因、进一步处置。

宫腔填塞后仍可见引流管活动性出血，患者出现休克，血压下降至 80/40mmHg，心率 140 次 /min。

团队：二级预警团队 + 医生 3（三线）、麻醉科医师、手术室护士、血液科医师、输血科医师、介入科医师、重症医学科医师、医务科相关人员。

助产士 1	①继续协助医生操作；②缝合会阴伤口
助产士 2（台下）	①一般处理：再次抽血化验、继续配血；②执行补液医嘱，加温加压输血。
助产士 3	①注意保暖；②记录并汇报生命体征；③核对医嘱。
助产士 4	协助送血及拿血制品。
医生 1（一线）	①汇报病史及检验结果；②医患沟通，签知情同意书，下电脑医嘱，记录抢救经过；③通知相关科室组成多学科团队。
医生 2（二线）	继续进行止血操作。
医生 3（三线）	指挥抢救，评估出血原因、严重程度及止血效果，决定治疗方案。①协调多学科团队；②输浓缩红细胞 400ml，新鲜冰冻血浆 400ml；③血管活性药：去甲肾上腺素；④评估严重程度及止血效果，决定下一步止血方案，手术治疗（介入治疗、B-Lynch 缝合、子宫局部缝合、子宫血管结扎、子宫切除）。

四、模拟演练视频

1. 产后出血处理

产后出血处理视频二维码

2. 子宫填塞

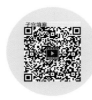
子宫填塞视频二维码

五、产后出血的诊治思维

1. 严重产后出血高危因素患者,建议转诊至有条件的医疗机构。

2. 胎儿娩出后即刻给予缩宫素,有经验助产人员控制性脐带牵拉可以预防产后出血。

3. 及早启动救治团队可以降低产后出血患者严重并发症、死亡发生率。

4. 团队模拟演练可以减少严重并发症、死亡发生率。

(王晓怡　杨师琪　周燕媚　颜昊　余琳　苏春宏　陈敦金)

参考文献

1. 谢幸, 孔北华, 段涛. 妇产科学. 第 9 版. 北京：人民卫生出版社, 2018.

2. ommittee on Practice Bulletins-Obstetrics. Practice Bulletin No. 183: Postpartum Hemorrhage. Obstet Gynecol, 2017, 130 (4): 168-186.

3. Gibson JL, Castleman JS, Meher S, et al. Updated guidance for the management of twin and triplet pregnancies from the National Institute for Health and Care Excellence guidance, UK: What's new that may improve perinatal outcomes?Acta Obstet Gynecol Scand, 2020, 99 (2): 147-152.

4. Surbek D, Vial Y, Girard T, et al. Patient blood management (PBM) in pregnancy and childbirth: literature review and expert opinion. Arch Gynecol Obstet, 2020, 301 (2): 627-641.

5. Leduc D, Senikas V, Lalonde AB, et al. No. 235-Active Management of the Third Stage of Labour: Prevention and Treatment of Postpartum Hemorrhage. J Obstet Gynaecol Can, 2018, 40 (12): 841-855.

6. Mavrides E, Allard S, Chandraharan E, et al. Prevention and management of postpartum haemorrhage: Green-top Guideline No. 52BJOG, 2017, 124 (5): 106-149.

7. 中华医学会妇产科分会产科学组. 产后出血预防与处理指南. 中华妇产科杂志, 2014, 49 (9): 641-646.

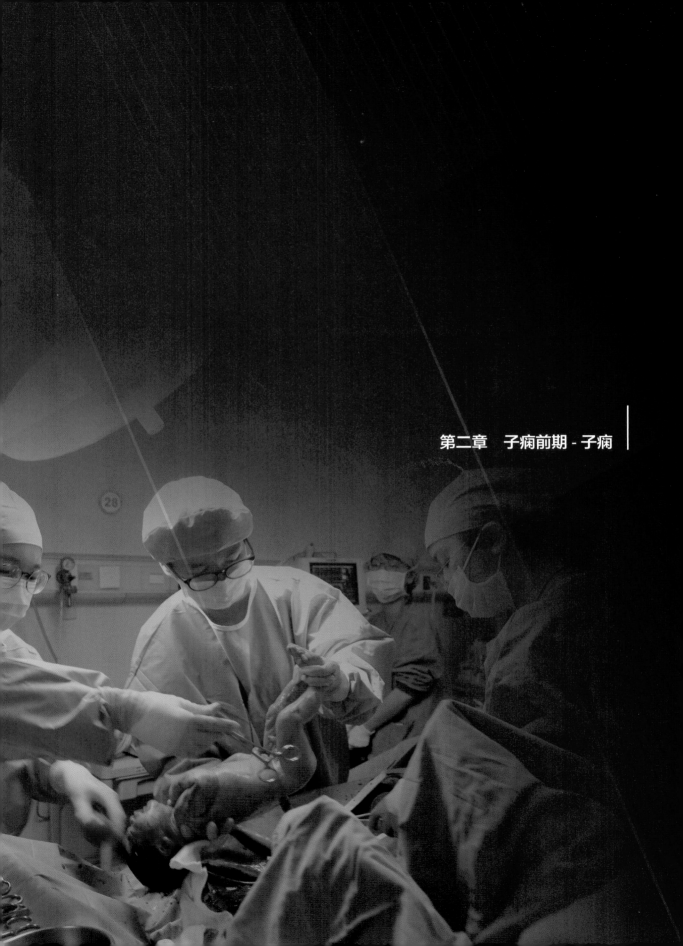

第二章　子痫前期 - 子痫

妊娠期高血压疾病(hypertensive disorders of pregnancy, HDP)是妊娠与血压升高并存的一组与妊娠相关的特发性、排他性疾病,发生率为 5%~12%,近年来有上升的趋势。该组疾病包括妊娠期高血压(gestational hypertension)、子痫前期(preeclampsia)、子痫(eclampsia),以及慢性高血压并发子痫前期(chronic hypertension with superimposed preeclampsia)和妊娠合并慢性高血压(chronic hypertension),严重影响母婴健康,是导致孕产妇和围产儿病死率升高的主要原因,规范的治疗可以改善孕产妇的妊娠结局。

一、背景

(一) 妊娠期高血压疾病分类及定义

妊娠期高血压疾病的分类及定义,见表 2-1。

表 2-1　妊娠期高血压疾病的分类及定义

分类	定义
妊娠期高血压	妊娠 20 周之后出现高血压,收缩压 ≥ 140mmHg 和 / 或舒张压 ≥ 90mmHg,于产后 12 周内恢复正常,尿蛋白(−),产后方可确诊
子痫前期	是指妊娠 20 周后出现收缩压 ≥ 140mmHg 和 / 或舒张压 ≥ 90mmHg,伴有蛋白尿 ≥ 0.3g/24h、尿蛋白 / 肌酐 ≥ 0.3 或随机尿蛋白(+),或虽无尿蛋白,但合并下列任何一项者:①血小板减少(<100×10⁹/L);②肝功能损害(血清转氨酶水平为正常值 2 倍以上);③肾功能损害(血肌酐水平大于 1.1mg/dl 或为正常值 2 倍以上);④肺水肿;⑤新发生的中枢神经系统异常或视觉障碍
子痫	子痫前期基础上发生的不能用其他原因解释的抽搐
慢性高血压并发子痫前期	慢性高血压妇女妊娠前无蛋白尿,妊娠 20 周后出现蛋白尿;或妊娠前有蛋白尿,妊娠后蛋白尿明显增加,或血压进一步升高,或出现血小板减少 <100×10⁹/L,或出现其他肝肾功能损害、肺水肿、神经系统异常或视觉障碍等严重表现
妊娠合并慢性高血压	妊娠 20 周前收缩压 ≥ 140mmHg 和 / 或舒张压 ≥ 90mmHg(除外滋养细胞疾病),妊娠期无明显加重;或妊娠 20 周后首次诊断高血压并持续到产后 12 周以后

(二) 子痫前期的严重程度评估

子痫前期严重表现是指子痫前期伴有下面任何一种表现:

(1)收缩压≥160mmHg 和 / 或舒张压≥110mmHg(卧床休息,两次测量间隔至少 4 小时)。

(2)血小板减少(血小板 <100×10⁹/L)。

(3)肝功能损害(血清转氨酶水平为正常值 2 倍以上),严重持续右上腹或上腹疼痛,不能用其他疾病解释,或二者均存在。

(4)肾功能损害(血肌酐水平大于 1.1mg/dl 或无其他肾脏疾病时肌酐浓度为正常值 2 倍以上)。

(5)肺水肿。

(6)新发生的中枢神经系统异常或视觉障碍。

(三)妊娠期高血压疾病的监测

对子痫前期患者的病情监测,主要是对血压及并发症症状、体征的监测,主要依据临床表现、体征及实验室检查结果。对缺乏条件的医疗机构,建议将患者转诊至有条件的医疗机构进行监测。血压控制较好的妊娠期高血压、妊娠合并慢性高血压患者,可以在门诊监测;子痫前期患者,建议住院监测。

1. 血压 是重要的监测指标,一般为安静休息状态间隔 4 时或以上复测血压,如 2 次测量均为收缩压≥140mmHg 和 / 或舒张压≥90mmHg 诊断为高血压。当收缩压≥160mmHg 和 / 或舒张压≥110mmHg 时,间隔数分钟重复测定后即可以诊断,提示病情严重。

2. 尿蛋白 尿常规检查应选用中段尿。可疑子痫前期孕妇应检测 24 小时尿蛋白进行测定;当尿蛋白检测≥0.3g/24h 或尿蛋白 / 肌酐比值≥0.3 时,提示为蛋白尿;由于女性生理特点原因,有条件的医疗机构随机检测,一般不推荐尿蛋白≥(+)定义为蛋白尿。有蛋白尿的患者,应注意蛋白尿的进展性变化以及与可以导致蛋白尿的肾脏疾病、自身免疫性疾病进行鉴别诊断。

3. 临床表现及查体 神志清的患者,注意询问病史,如注意头痛、眼花、胸闷、上腹部不适或疼痛及其他消化系统症状;辅助检查应注意患者体重和尿量变化,眼底检查注意眼底以发现视乳头水肿、渗出、出血等异常改变。神志不清的患者,应注意神经系统体征;注意听诊心、肺血管杂音;此外,应采用超声、连续性胎心监护了解胎心变化等。

4. 其他辅助检查

(1)血尿常规、电解质、肝肾功能、血脂、甲状腺功能、凝血功能、动脉血气分析等。

(2)必要时可以行超声心动图、心电图、胸片、头颅 CT 或 MRI 等检查。

(3)产科超声检查;主要了解胎儿情况,尤其是子宫血管、脐带血管等变化。

(4)胎儿电子监护。

二、妊娠期高血压及子痫前期未合并严重表现的诊治流程

子痫前期是妊娠期特有疾病,终止妊娠才是治愈最终手段,但由于考虑对孕产妇近、远期影响及新生儿成活率,妊娠期高血压疾病处置需要结合母儿情况整体考虑。

（一）妊娠期高血压疾病一般处理流程

妊娠期高血压疾病的一般处理流程，见图2-1。

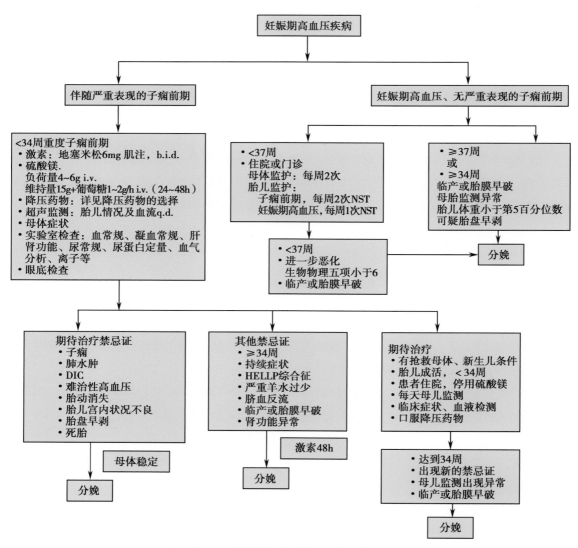

图 2-1　妊娠期高血压疾病的一般处理流程

（二）子痫前期严重并发症处理流程

1. 严重高血压　严重高血压即收缩压≥160mmHg和/或舒张压≥110mmHg，既可以发生于妊娠期高血压患者又可以发生于子痫前期患者。严重高血压孕妇为降低脑出血发生率，应进行降压治疗，目的是预防心脑血管意外和胎盘早剥等严重母胎并发症。降压目标：收缩压应控制在低于160mmHg，舒张压应控制在低于85mmHg（图2-2）。

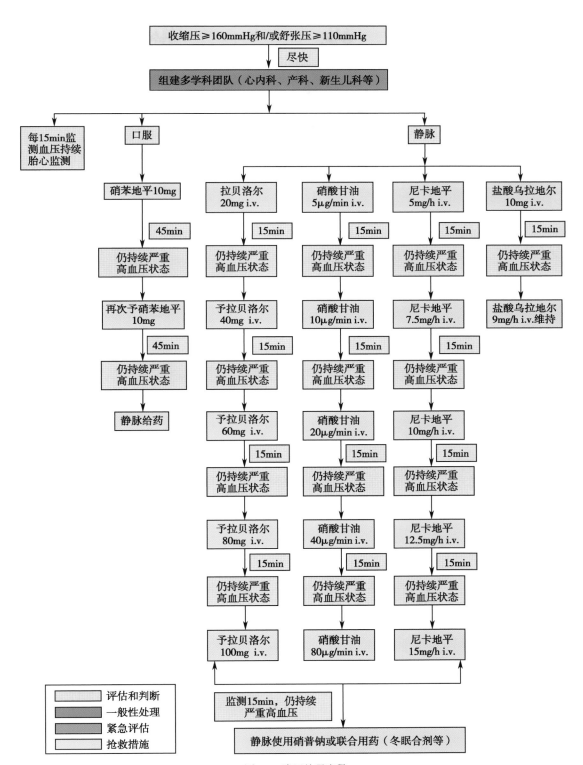

图 2-2　降压处理流程

2. 子痫　子痫是指在子痫前期基础上发生的抽搐,是子痫前期最严重的阶段,目前发病的明确机制尚不清楚。发作前可有头疼、血压升高等子痫前期不断加重的表现,但也有无血压升高或升高不显著、尿蛋白阴性的病例。发生产前子痫多于产时、产后的患者,往往抽搐持续 1~1.5 分钟,期间患者无呼吸动作;此后抽搐停止,呼吸恢复,但患者仍然昏睡,最后意识恢复,但易激惹、烦躁。处置流程见图 2-3。

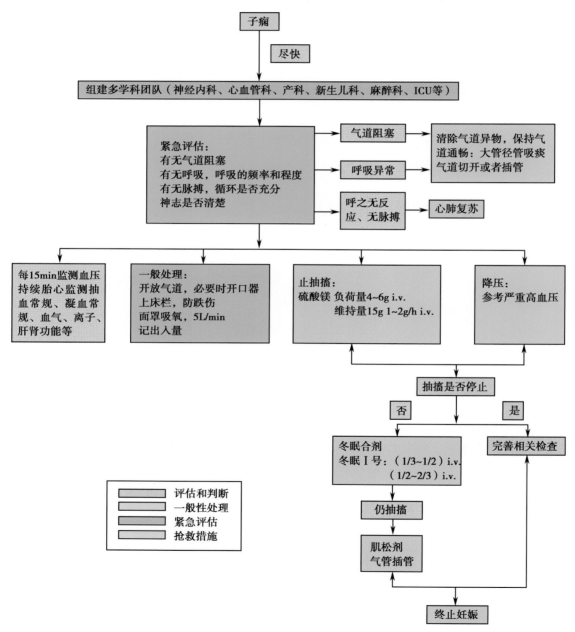

图 2-3　子痫处置流程

（三）紧急处理的常用药物

1. 降压药物　是降低子痫前期患者血压最为常用的药物,目的是降低子痫前期患者并发症的发生率,当收缩压 ≥ 160mmHg 和 / 或舒张压 ≥ 110mmHg 时,应尽快降压,不伴器官功能损伤的患者血压控制在(130~155)/(80~105)mmHg,伴有器官功能损伤的患者血压控制在(130~139)/(80~89)mmHg。

近年来,子痫前期患者使用降压药物比例有上升趋势。产科临床上常用 α、β 肾上腺素能受体拮抗剂(拉贝洛尔,Labetalol)、钙通道阻滞剂(硝苯地平,Nifedipine)及肼屈嗪(Hydralazine,国内暂时没有此类药物)。其他类型的药物,也在产科使用,如中枢性肾上腺素能神经阻滞剂等药物。口服是最为常见的给药途径,当口服用药血压控制不理想时,可使用静脉给药。由于血压升高可见于产前、产程中及产后,药物选择可能有差异,常见使用药物见表 2-2。

表 2-2　常用降压药物

药物	用法	副作用
拉贝洛尔	1. 口服:50~150mg 口服,3~4 次 /d 2. 静脉注射:初始剂量 20mg,最大剂量 220mg/d,根据血压调整 3. 静脉滴注:1~2mg/min,根据血压调整 4. 起效时间:1~2min	减慢心率,但少见;伴有哮喘、心脏功能不全、心动过缓者,尽量避免使用
硝苯地平（速效）	1. 5~10mg 口服,根据血压 20min 后可以重复使用,最大剂量 60mg/d 2. 起效时间:5~10min	头痛、心动过缓

2. 临床上也可以选用以下药物

(1)二氢吡啶类钙通道阻滞剂

1)尼卡地平:口服初始剂量 20~40mg,每天 3 次;静脉滴注:每小时 1mg 为起始剂量,根据血压变化每 10 分钟调整用量。急性心肌炎、心梗、左室流出道狭窄、右心功能不全并狭窄者禁用。

2)尼莫地平:可选择性扩张脑血管。用法:20~60m 口服,每天 2~3 次;静脉滴注:20~40mg 加入 5% 葡萄糖溶液 250ml,每天总量不超过 360mg。

(2)作用于 α 肾上腺素能受体的药物

1)盐酸乌拉地尔:起始剂量:10~50mg 缓慢静注,继以 250mg 持续静滴,输入速度根据患者血压调整;维持剂量:9mg/h,静脉滴注。

2)酚妥拉明:10~20mg 溶于 5% 葡萄糖溶液 100~200ml,以 10μg/min 的速度开始静脉滴注,根据降压效果调整剂量。

3)甲基多巴:250mg 口服,每天 3~4 次。根据病情酌情增减,最高不超过 2g/d。副作用为嗜睡、便秘、口干、心动过缓。

(3)血管扩张剂

1)硝酸甘油:同时扩张静脉和动脉,降低心脏前、后负荷。起始剂量 5~10μg/min 静脉滴注,每 5~10 分钟增加滴速至维持剂量 20~50μg/min。颅内高压、青光眼患者禁用。

2)硝普钠:为强效血管扩张剂。用法:50mg 加入 5% 葡萄糖溶液 500ml,按 0.5~0.8μg/(kg·min)缓慢静脉滴注。孕期仅适用于其他降压药物无效的高血压危象孕妇。产前应用时间不宜超过 4 小时。颅内压增高、氮质血症及伴有肾功能不全的患者慎用。

(4)硫酸镁:硫酸镁不能作为子痫前期降压药物,是治疗、预防子痫的一线药物。

1)用法:静脉用药负荷剂量为 4~6g,溶于 10% 葡萄糖溶液 20ml 静脉推注(15~20 分钟),或 5% 葡萄糖溶液 100ml 快速静脉滴注,继而 1~2g/h 静脉滴注维持,患者合并血糖异常时应监测血糖。

2)使用硫酸镁的必备条件:①膝腱反射存在;②呼吸 ≥ 16 次 /min;③尿量 ≥ 25ml/h(即 ≥ 600ml/d);④备有 10% 葡萄糖酸钙。注意血清镁离子有效治疗浓度为 1.8~3.0mmol/L,超过 3.5mmol/L 即可出现中毒症状。

3)镁离子中毒:停用硫酸镁并缓慢(5~10 分钟)静脉推注 10% 葡萄糖酸钙 10ml。如孕妇同时合并肾功能不全、心肌病、重症肌无力等,或体质量较轻者,应慎用或减量使用硫酸镁。用药期间可监测血清镁离子浓度。

(5)镇静药物:应用镇静药物的目的是缓解孕产妇的精神紧张、焦虑症状,改善睡眠。

1)地西泮:2.5~5.0mg 口服,每天 2~3 次,或者睡前服用;必要时地西泮 10mg 肌内注射或静脉注射(>2 分钟),当发生子痫时,不推荐使用地西泮,以免导致呼吸抑制。

2)苯巴比妥:镇静时口服剂量为 30mg,每天 3 次。控制子痫时用量为肌内注射 0.1g。

3)冬眠合剂:①冬眠合剂Ⅰ号由氯丙嗪(50mg)、哌替啶(100mg)及异丙嗪(50mg)3 种药物组成,通常以 1/3~1/2 量肌内注射,或以半量加入 5% 葡萄糖溶液 250ml 静脉滴注。②冬眠合剂Ⅱ号由哌替啶 100mg、异丙嗪(非那根)50mg 及氢化麦角碱(海德嗪)(0.3~0.9mg)3 种药物组成,加入 5% 葡萄糖液或生理盐水中静脉滴注。

(6)利尿剂:子痫前期孕妇不主张常规应用利尿剂,仅当孕妇出现全身性水肿、肺水肿、脑水肿、肾功能不全、急性心功能衰竭时,可酌情使用呋塞米等快速利尿剂。

三、子痫抽搐诊治团队模拟演练

病史:患者,女,36 岁,以"轻度子痫前期,孕 2 产 0 孕 37 周单活胎"入院。在产房分娩过程中,宫口开大 6cm,患者出现烦躁不安。

场景 1:患者抽搐。演练目的:防止坠伤、使用硫酸镁、团队建立。

助产士	呼救,开放气道,给氧,防刺激、防跌伤,开放静脉通道 2 条,抽血化验,记录。
医生	止抽,体格检查。
时间	5 分钟。

场景 2：抽搐停止。演练目的：病情再评估、防治并发症。

经过上述处理后，患者抽搐停止，血压 170/120mmHg，血氧 90%，心率 112 次 /min。现血氧 98%，心率 106 次 /min。

快速反应团队建立

助产士	管理静脉通道，执行补液等医嘱，安抚患者，记录。
医生	评估严重程度，降压治疗，完善各项检查。
时间	5 分钟。

场景 3：患者烦躁不安。演练目的：病情再评估、防治并发症、防止再抽搐。

患者抽搐停止，但烦躁不安。

多学科团队建立

助产士	保证呼吸道通畅，物品准备，管理静脉通道，执行补液等医嘱，做好记录。
医生	评估严重程度，决定治疗方案及终止妊娠的方式及时机。
时间	15 分钟。

四、模拟演练视频

子痫抢救视频二维码

五、子痫前期的诊治思维

1. 子痫前期是妊娠期特发疾病，保守治疗目的是在保障孕产妇安全前提下，最大程度提高新生儿成活率。
2. 子痫前期治疗无特效药物，严重高血压是其严重并发症，降压处置是降低母儿死亡率的重要手段。
3. 终止妊娠是特效治疗，终止妊娠时机主要依据母儿状况。
4. 日常团队演练，可提高母儿救治成功率。

（王晓怡　贺　芳　颜　昊　余　琳　苏春宏　陈敦金）

参考文献

1. 谢幸, 孔北华, 段涛. 妇产科学. 第 9 版. 北京: 人民卫生出版社, 2018.

2. 中华医学会妇产科学分会妊娠期高血压疾病学组. 妊娠期高血压疾病诊治指南 (2015). 中华妇产科杂志, 2015, 50 (10): 721-728.

3. Brown MA, Magee LA, Kenny LC, et al. Hypertensive Disorders of Pregnancy: ISSHP Classification, Diagnosis, and Management Recommendations for International Practice. Hypertension, 2018, 72 (1): 24-43.

4. Committee on Obstetric Practice. Committee Opinion No. 692: Emergent Therapy for Acute-Onset, Severe Hypertension During Pregnancy and the Postpartum Period. Obstet Gynecol, 2017, 129 (4): 90-95.

5. Webster K, Fishburn S, Maresh M, et al. Diagnosis and management of hypertension in pregnancy: summary of updated NICE guidance. BMJ, 2019, 366: l5119.

6. ACOG Practice Bulletin No. 202: Gestational Hypertension and Preeclampsia. Obstet Gynecol, 2019, 133 (1): 1-25.

7. Sotiriadis A, Hernandez-Andrade E, da Silva Costa F, et al. ISUOG Practice Guidelines: role of ultrasound in screening for and follow-up of pre-eclampsia. Ultrasound Obstet Gynecol, 2019, 53 (1): 7-22.

8. Cleary KL, Siddiq Z, Ananth CV, et al. Use of antihypertensive medications during delivery hospitalizations complicated by preeclampsia. Obstet Gynecol, 2018, 131 (3): 441-450.

第三章　羊水栓塞

羊水栓塞是一种发生在孕期、产时、产后的与妊娠相关的特发性疾病。本病虽然发生率较低,约为(1.9~7.7)/10万,但是起病急骤、病情凶险、难以预测、病死率高。提高对羊水栓塞的临床诊断和抢救能力,对减少羊水栓塞致孕产妇死亡至关重要。

一、背景

羊水栓塞的确切发病机制尚不清楚,多数学者认为是由于羊水进入母体血液循环,胎儿异体抗原激活敏感母体引起类似过敏样反应,诱发免疫、凝血等瀑布样级联效应,从而导致肺动脉高压、低氧血症、循环衰竭、弥散性血管内凝血及多器官功能衰竭等一系列病理生理变化的过程。

(一) 羊水栓塞病理生理

1. 肺动脉高压与呼吸衰竭　动物实验及临床病例资料证实:羊水进入母体血液循环,少量有形成分如胎儿鳞状上皮细胞、毳毛及胎粪等物质可直接栓塞肺小血管,反射性引起肺血管痉挛。

羊水进入母体血液循环后,羊水中的某些成分刺激母体产生大量、有活性的缩血管物质,如白三烯、内皮素、前列腺素及血栓素等,致血管舒缩功能障碍,引起肺血管的异常收缩痉挛,导致肺动脉高压;同时,这些活性物质可使肺血管通透性增加,形成肺水肿,进一步加重肺动脉高压;促凝物质可刺激肺血管产生微血栓。

临床上患者可能出现严重的血气交换障碍,表现为发绀、呼吸困难及低氧血症。患者肺血流量急剧减少,反射性兴奋迷走神经,可致支气管进一步强烈痉挛,诱发突发呼吸心搏骤停。

2. 休克与循环衰竭　由于严重的肺动脉高压、右心充血性心力衰竭导致左心室回心血量明显减少,每搏输出量骤降,继发冠状动脉灌注不足及心肌细胞缺血缺氧,从而出现急性左心衰。

随着右心室充血扩张,室间隔极度左移,引起左心室容量受限,加速了急性左心衰的进展,同时加重心肌缺血,导致循环衰竭,出现心搏骤停及顽固性低血压。

3. 凝血功能障碍与产后出血　羊水中含有大量的促凝物质,当促凝物质进入母体血液循环,与血液中凝血因子Ⅶ形成复合物,通过激活凝血因子Ⅹ启动外源性凝血途径,最终导致广泛的微血管内血栓形成,凝血因子被大量消耗,出现消耗性凝血功能障碍,引起弥散性血管内凝血(disseminated intravascular coagulation,DIC)。临床上出现严重产后出血。

此外,羊水中的大量促凝物质除导致促进血液凝固外,还可通过直接破坏血小板加重消耗性凝血功能障碍,以及羊水中含有纤溶物质进入母体后激活纤溶系统,致使纤溶亢进,进一步加重凝血功能障碍,出现难治性产后出血。

羊水栓塞可能的病理生理变化,见图3-1。

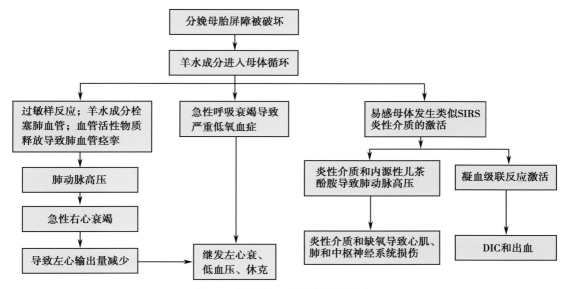

图 3-1 羊水栓塞可能的病理生理变化

(二) 羊水栓塞的临床表现

羊水栓塞临床表现多为非特异性,典型的羊水栓塞多在胎膜破裂后,以骤然出现的"三低",即低氧血症、低血压和低凝血因子(表现为凝血功能障碍)为临床特征。检查时可以发现:出现突发呼吸困难和发绀、心动过速、低血压、抽搐、意识丧失或昏迷、突发血氧饱和度下降、心电图 ST 段改变及右心受损、肺底部湿啰音。

严重的患者可以不出现上述症状与体征,而仅表现为发病后于数分钟内猝死等心肺功能衰竭和休克等,凝血功能障碍表现为以子宫出血为主的全身出血倾向,还可引起急性肾衰竭等脏器受损的表现。

部分患者在出现典型症状之前可能会出现一些羊水栓塞的前驱症状,如呼吸急促、咳嗽、憋气、寒战、头晕、乏力、心慌、恶心、麻木、焦虑、烦躁和濒死感,产程中出现胎心减速、胎心基线变异消失等,当有以上症状与体征时临床医师应警惕羊水栓塞。

(三) 羊水栓塞的诊断

羊水栓塞是临床诊断性疾病,辅助检查是指导临床治疗、判断预后的重要依据。目前尚无国际统一的羊水栓塞诊断标准和有效的实验室诊断依据。临床诊断羊水栓塞病例,即使母体血液循环中没有找到羊水成分但符合下述标准,即可诊断羊水栓塞:

1. 产前、产程中、产后短时间内突然发生呼吸心搏骤停,排除其他如麻醉意外等因素后可以诊断。

2. 除外上述情况,需要符合以下标准:

(1)急性低血压。

(2)急性低氧血症:呼吸困难、发绀。

(3)凝血功能障碍:不能用其他原因解释的凝血功能障碍,如产后出血、胎盘早剥、妊娠合并内科系统疾病等,有血管内凝血因子消耗或纤溶亢进的实验室证据,或临床上表现为严重的出血。

(4)上述症状发生在分娩、剖宫产术、刮宫术或是产后短时间内(多数发生在胎盘娩出后 30 分钟内)。

近期资料指出,当出现不能解释的孕产妇急性心、肺功能衰竭伴以下 1 个或多个表现者,应考虑为羊水栓塞:低血压、心律失常、呼吸短促、抽搐、急性胎儿窘迫、心搏骤停、凝血功能障碍、孕产妇出血、前驱症状(乏力、麻木、烦躁、针刺感)。

(四) 羊水栓塞的处理

羊水栓塞多出现心肺、凝血功能障碍,需要多学科团队处置,原则是维持生命体征、对症支持治疗和保护器官功能。

1. 增加氧合　无论产前、产时、产后一旦出现心搏骤停,应即刻进行高质量的胸外按压恢复循环,黄金救援时间为 4~6 分钟,气管插管改善氧合。

羊水栓塞未出现呼吸心搏骤停但伴有低氧者,应保持气道通畅,用正压高浓度给氧、人工辅助呼吸或气管插管,给予一切必要手段提高氧合,保持 SpO_2 在 90% 以上,尽量维持氧供,避免呼吸心搏骤停。

2. 血流动力学支持

(1)维持血流动力学稳定:羊水栓塞最初起病时,临床表现为肺动脉高压和右心过度充盈、右心功能不全,之后继发左心衰竭。救治过程中过量的液体输入会使右心室进一步过度扩张、心室肌壁张力增加,导致心肌缺血、耗氧增加、灌注下降,并增加右心心肌梗死和肺损伤的风险,此时,可以通过动态监测中心静脉压维持血流动力学稳定,如果中心静脉压 > 6~12cmH$_2$O,需解除充血、恢复心室负荷。此外,急性羊水栓塞期间留置尿管,监测尿量,目标值需每小时大于 0.5ml/kg。

监测平均动脉血压,维持在 65mmHg 以上,必要时给予去甲肾上腺素升压治疗。羊水栓塞时由于肺动脉高压、右心衰竭及低血压导致有效循环量不足,可以使用多巴酚丁胺或米力农等正性肌力药物改善右心室输出量,同时使肺血管扩张,维持循环稳定。

(2)解除肺动脉高压:羊水栓塞时肺动脉高压的典型临床表现是突发心肺功能衰竭、严重低血压、心律失常、发绀、呼吸困难或呼吸骤停、肺水肿或急性呼吸窘迫综合征。

通过血气分析、心电图、心肌酶谱、胸片、超声心动图、血栓弹力图、血流动力学监测等有助于肺动脉高压的诊断及病情监测。

首选药物为前列地尔、瑞莫杜林,其次为米力农、多巴酚丁胺(两者兼具强心、扩张肺动脉的作用);没有以上药物时,可使用罂粟碱或阿托品。

1)前列地尔:是一种外源性前列腺素 E_1(PGE_1)及选择性血管扩张剂,通过激活细胞内腺苷酸环化酶使血管平滑肌内的环磷酸腺苷水平成倍地增加,起到扩张血管的作用。用法:1~2ml 前列地尔注射液(前列地尔 5~10μg)加入 250ml 生理盐水中静脉滴注。

2)前列环素通路激动剂:前列环素由血管内皮合成,是花生四烯酸代谢的生理产物,主要生理作用是扩张肺血管,抑制肺血管重铸,在肺动脉高压治疗中起重要作用。常用的有静脉用前列环素(依前列醇)和前列环素的合成类似物(曲前列尼尔、吸入性伊洛前列素),曲前列尼尔使用方式为连续皮下或静脉输注,起始输注速率为 1.25ng/(kg·min),根据临床疗效调整用量。

3)磷酸二酯酶抑制剂:可抑制磷酸二酯酶的活性,降低环磷酸腺苷(cAMP)或环磷酸鸟苷(cGMP)的水解,因而提升细胞内 cAMP 或 cGMP 的浓度,增强心肌收缩力,同时有直接扩张血管的作用。磷酸二酯酶抑制剂有多种亚型,最重要的亚型有两种:磷酸二酯酶 3 型抑制剂(phosphodiesterase type 3 inhibitor,PDE3i)和磷酸二酯酶 5 型抑制剂(phosphodiesterase type 5 inhibitor,PDE5i)。

PDE5i 的代表药物是西地那非,可以直接扩张肺血管,可用于治疗羊水栓塞的肺动脉高压。用法为 20mg 口服,1 日 3 次。

PDE3i 的代表药物是米力农,用法为 20mg 加入 0.9% 氯化钠中配成 50ml,注射泵静脉滴注,起始泵速 5ml/h。在使用磷酸二酯酶抑制剂时,因其对体循环动脉扩张可导致低血压,可以联合去甲肾上腺素对抗。

4)多巴酚丁胺:200mg 加入 0.9% 氯化钠中配成 50ml,使用注射泵 2.5~5ml/h 静脉滴注。主要是通过正性肌力作用,扩张外周血管、扩张冠脉,增加心排出量而升高血压,同时可降低肺动脉压力。在难治性低血压情况下,可联合去甲肾上腺素升压。

5)罂粟碱:由于治疗效果不确定,已较少采用此药降低羊水栓塞患者的肺动脉压力,但在药物缺乏的医疗机构仍有使用。一般是罂粟碱 30~90mg 静脉滴注(24 小时剂量不超过 300mg),可扩张冠状动脉、肺动脉、脑血管并松弛平滑肌,也可与阿托品(1mg)联合用药,阻断迷走神经反射引起的肺血管、支气管痉挛,扩张肺动脉。

6)阿托品:较少采用,1mg 缓慢推注或肌内注射,15~30 分钟重复 1 次,可抑制平滑肌痉挛,解除肺血管痉挛。

(3)体外膜氧合(extracorporeal membrane oxygenation,ECMO):ECMO 是体外呼吸循环支持技术,其原理是将体内的静脉血引出体外,经过人工心肺旁路氧合后注入患者动脉或静脉系统,起到心肺功能替代作用,维持人体器官组织氧合血供。严重肺动脉高压导致快速、难以纠正的休克时可选用。近年来,采用 ECMO 用于抢救羊水栓塞病情危重者有一定成效。

3. 液体管理　羊水栓塞发生后要针对性地进行液体管理,主要是维持有效循环血量,确保氧供,维持水电解质平衡、酸碱平衡及凝血功能正常。

液体管理过程中,密切监测心率、血氧饱和度、无创血压、中心静脉压、超声心动图、动脉血气分析、凝血功能相关指标、尿量、颈静脉充盈度、四肢皮肤色泽和温度等指标的变化来评估液体管理的成效。

液体复苏强调适量补液,过度输液容易引发心力衰竭、肺水肿。

4. 抗过敏　由于羊水栓塞发病机制不清,应用大剂量糖皮质激素治疗尚有争议,基于临床实践的经验,早期使用糖皮质激素或有一定治疗价值,如氢化可的松、地塞米松注射液,但并非一线抢救用药及治疗方法。具体用法:100~200mg 氢化可的松加于 5%~10% 葡萄糖注射液 50~100ml 快速静脉滴注,之后再将 300~800mg 氢化可的松加于 5% 葡萄糖注射液 250~500ml 静脉滴注,每日剂量可达 500~1 000mg;或者地塞米松 20mg 加于 25% 葡萄糖注射液静脉推注后,再加 20mg 于 5%~10% 葡萄糖注射液中静脉滴注。

5. 纠正凝血功能障碍　积极处理产后出血,及时补充凝血因子,根据临床表现、实验室检查结果,输注大量新鲜血浆、冷沉淀、纤维蛋白原等,可给予静脉输注氨甲环酸。

6. 全面监测 包括生命体征、心电图、中心静脉压、心排出量、动脉血气分析、凝血功能、血栓弹力图、超声心动图等。

7. 产科处理 羊水栓塞若发生于分娩前时,应考虑立即终止妊娠,短时间可以阴道分娩者可产钳助产或者转为剖宫产终止妊娠;心搏骤停者应立即实施心肺复苏,复苏3~4分钟没有成功者应考虑濒死期剖宫产,并争取在心搏骤停5分钟内娩出胎儿。当出现凝血功能障碍时,应果断实施子宫切除术。

8. 器官功能受损的对症支持治疗 包括神经系统保护、血糖维持、肝脏功能的支持、血液透析、感染防治、胃肠道功能的保护等。

二、羊水栓塞的诊治流程

一旦怀疑羊水栓塞,应立即进入羊水栓塞抢救流程(图3-2),强调多学科合作。

三、羊水栓塞抢救车药品配备

羊水栓塞抢救车药品配备,见表3-1。

表3-1 羊水栓塞抢救车药品配备

药品名称	药理作用	用法	用量
他达拉非	降肺动脉压 增强心肌收缩	口服	40mg,q.d.
前列地尔	降肺动脉压	静脉滴注	1~2ml+250ml 生理盐水
瑞莫杜林	降肺动脉压	皮下或静脉	1.25ng/(kg·min) 起泵
去甲肾上腺素	升压	静脉泵	8~12μg/(kg·min) 起泵后以 2~42μg/(kg·min) 维持
米力农	降肺动脉压 增强心肌收缩	静脉泵	20mg 加入生理盐水配成 50ml,5ml/h 起泵
多巴酚丁胺	扩血管 降肺动脉压	静脉泵	200mg 加入生理盐水配成 50ml,2.5~5ml/h 起泵
罂粟碱	扩张肺动脉	缓慢静脉滴注	30mg+100ml 生理盐水
阿托品	抑制平滑肌收缩	肌内注射	1mg
地塞米松	抗过敏	静脉注射	20mg
氢化可的松	抗过敏	静脉滴注	100~200mg+5%~10% 葡萄糖注射液 50~100ml

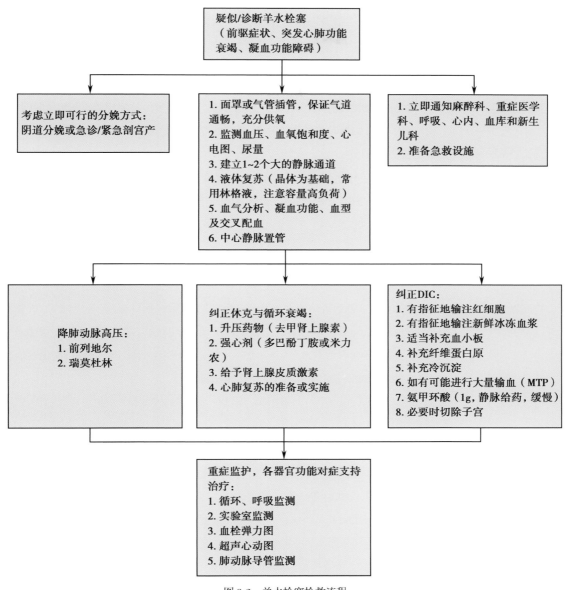

图 3-2　羊水栓塞抢救流程

四、羊水栓塞诊治团队模拟演练

案例:孕妇李某某,38 岁,经产妇,G_3P_1,既往顺产一次,人工流产一次,孕期规律产检未见明显异常。入院相关辅助检查未见异常。15:00 宫口开全,15:25 产妇顺产一男婴,体重 3 410g,15:30 胎盘自娩,胎盘、胎膜完整,会阴轻微擦伤,阴道无明显裂伤,无明显渗血。子宫收缩好,轮廓清楚,阴道出血累计约 200ml。准备送回产后观察室。

场景一:产妇突然出现呛咳、呼吸困难。演练目的:团队组建、原因寻找、设备及药物准备。

助产士 1	呼叫产房医生,监测生命体征,负责执行医生下达的医嘱,协助医生。观察并汇报生命体征(血氧饱和度 87%,呼吸 30 次 /min、血压 85/55mmHg、心率 105 次 /min)。
助产士 2	按压子宫,观察并计算阴道出血量。
助产士 3	联络医生团队,记录抢救经过,安抚患者,与家属谈话,快速沟通。①记录时间(团队人员到达时间、病情变化时间、各项处理开始及完成时间);②记录各项医嘱,生命体征变化等。
产房医生(二线医生)	①听取助产士 1 汇报病史,查体,询问患者情况;
	②下医嘱:面罩吸氧 8L/min,留置导尿,更换静脉输液为乳酸钠林格液;
	③呼叫三线医生和一线医生。

场景二:启动羊水栓塞抢救。演练目的:组建多学科团队、维持生命体征。

团队成员	产房医生、一线医生(2 名)、助产士(3 名)。
产房医生	①指挥抢救,评估患者病情变化及严重程度,下医嘱。抽血(血常规、凝血象、肝肾功能、电解质、血气分析、交叉配血);②一级护理;③建立第二条静脉通道;④组建多学科急会诊;⑤给药:前列地尔 10μg 加入 0.9% 氯化钠注射液 10ml 静推、氢化可的松 200mg 加入 100ml 5% 葡萄糖溶液快速静脉滴注。
一线医生 1	通知会诊科室(重症医学科、麻醉科、输血科、心内科、检验科),安抚患者,签署医患沟通和知情同意书。
一线医生 2	开出电子医嘱、记录抢救经过、书写医患沟通和相关知情同意书。
助产士 1	核对患者,完成抽血。
助产士 2	建立静脉通道,完成给药医嘱。
助产士 3	①记录:时间(团队人员通知及到达时间、出血时间、各项处理开始及完成时间)、出入量、生命体征;②和助产士 2 核对医嘱;③安抚患者,与家属谈话,快速沟通;④汇报患者生命体征变化、阴道出血情况。

场景三:多学科抢救。演练目的:维持生命体征、防治并发症。

经初步救治后,患者病情没有得到缓解,呼吸困难加重,乏力,心率 110 次 /min,呼吸 30 次 /min,血压 90/55mmHg,血氧饱和度 90%。

团队成员	三线医生、产房医生、一线医生(2 名)、助产士(3 名)、重症医学科医生、麻醉科医生、心内科医生、输血科医生、检验科医生。
一线医生 1	①汇报病史;②汇报检验结果,血气分析:8L/min 面罩给氧状态下氧分压 88mmHg,CO_2 分压 38mmHg,乳酸 1.8mmol/L,凝血象和其他检查尚未出结果;③安抚患者,与家属谈话,快速沟通。

一线医生 2	开电子医嘱,记录抢救经过,书写医患沟通记录。
产房医生	①补充病史、简述抢救情况;②与患者家属沟通,签署医患沟通记录。
三线医生	指挥抢救,组织多学科会诊。①完成查体;②多学科讨论;③医嘱:乳酸米力农 20mg 加入生理盐水配成 50ml,以 2mg/h 泵入;④医嘱:考虑羊水栓塞,准备转重症医学科支持治疗。
重症医学科医生	评估患者病情,做好转运前准备。
助产士 2	完成给药医嘱。
助产士 3	①记录:时间(团队人员通知及到达时间、出血时间、各项处理开始及完成时间)、出入量、生命体征;②和助产士 2 核对医嘱;③安抚患者,与家属谈话,快速沟通;④汇报患者生命体征变化、阴道出血情况。

场景四:心肺功能衰竭。演练目的:团队协作、生命体征维持、防治并发症。

产妇意识淡漠,呼之不应。心电监护提示产妇血压下降至 60/30mmHg,血氧饱和度降至 60%,心率快速下降至 50 次 /min,呼吸 35 次 /min。

团队成员	三线医生、产房医生、一线医生(2 名)、助产士(3 名)、重症医学科医生、麻醉科医生、心内科医生、输血科医生、检验科医生。
一线医生 1	发现患者病情变化,汇报生命体征,协助产房医生做心肺复苏。
一线医生 2	开电子医嘱,记录抢救经过,书写医患沟通记录。
产房医生	初步心肺复苏成功。
三线医生	指挥抢救,下医嘱(肾上腺素 1mg 静推),与患者家属沟通。
助产士 1	准备除颤仪,建立中心静脉通道。
助产士 2	完成给药医嘱。
助产士 3	①记录:时间(团队人员通知及到达时间、出血时间、各项处理开始及完成时间)、出入量、生命体征;②和助产士 2 核对医嘱。
重症医学科医生和麻醉科医生	完成气管插管,下医嘱(去甲肾上腺素 2mg 加入 5% 葡萄糖溶液 49ml,以 6ml/h 微量泵入维持血压)。

场景五:凝血功能障碍。演练目的:团队组建、产后出血处置。

产妇病情再次出现变化,产妇阴道流血增加。

助产士 1	完成抽血、取血。
助产士 2	汇报病史(患者阴道流血增加,色鲜红,已浸湿床单),完成给药医嘱。
助产士 3	①记录:时间(团队人员通知及到达时间、出血时间、各项处理开始及完成时间)、出入量、生命体征;②和助产士 2 核对医嘱。

产房医生	查体(子宫收缩轮廓清楚,软产道无裂伤,产后累计出血 700ml)、安置球囊。
一线医生 1	①汇报生命体征(血压为 105/62mmHg,血氧饱和度波动在 90%~94%,呼吸 28 次 /min,心率 110 次 /min);②协助产房医生安置球囊。
一线医生 2	①汇报凝血结果(危急值:凝血酶原时间 21.3 秒;活化部分凝血活酶时间 60.9 秒;纤维蛋白原 0.51g/L。血常规血红蛋白 110g/L,血小板 190×10^9/L);②开电子医嘱;③记录抢救经过。
三线医生	指挥抢救,评估出血原因、严重程度及止血效果,决定治疗方案。①催检验结果;②复查凝血象;③宫颈注射缩宫素 10U、氨甲环酸氯化钠注射液(500mg/100ml)静脉滴注止血、球囊宫腔填塞止血;④乳酸钠林格液 500ml 静脉滴注;⑤血浆 400ml、冷沉淀 6U 纠正凝血功能,红细胞悬液 400ml 改善红细胞携氧能力。

场景六:子宫切除。演练目的:团队组建、产后出血处置、子宫切除。

阴道流血继续增加,血压为 75/40mmHg,血氧饱和度波动在 87%~90%,呼吸 32 次 /min,心率 118 次 /min。

一线医生 1	观察阴道流血和生命体征,完成术前准备,通知手术室,安抚患者。
一线医生 2	①开电子医嘱;②记录抢救经过。
产房医生	书写医患沟通,完成术前谈话。
三线医生	指挥抢救,评估病情发展程度,作出切除子宫的决定。①下医嘱:复查动脉血气分析、凝血象、血栓弹力图、血常规;②完成术前沟通。
助产士 1	完成抽血、送血。
助产士 2	完成术前准备,送患者入手术室。
助产士 3	①记录:时间(团队人员通知及到达时间、出血时间、各项处理开始及完成时间)、出入量、生命体征;②和助产士 2 核对医嘱。

经过多学科抢救,患者手术成功,术后转运至重症医学科继续治疗。

五、羊水栓塞的诊治思维

1. 羊水栓塞临床表现均为非特异性,是临床诊断性疾病。

2. 多学科团队救治是救治成功的关键,但需要日常演练。

3. 对心肺骤停患者及时救治是降低孕产妇死亡率的重要措施。

4. 足够氧供、维持血压、改善凝血功能障碍是综合救治的重要步骤。

5. 尽快终止妊娠、排空子宫是救治要点。

(贾小燕　张 华　漆洪波)

参考文献

1. 谢辛, 孔北华, 段涛. 妇产科学. 第 9 版. 北京: 人民卫生出版社, 2018.

2. 中华医学会妇产科学分会产科学组. 羊水栓塞临床诊断与处理专家共识 (2018). 中华妇产科杂志, 2018, 53 (12): 831-835.

3. 周玮, 漆洪波. 美国母胎医学会羊水栓塞指南 (2016) 要点解读. 中国实用妇科与产科杂志, 2016, 32 (9): 864-867.

4. 陈敦金, 陈艳红. 羊水栓塞团队处置与抗凝治疗——目前的观点. 中国实用妇科与产科杂志, 2017, 33 (7): 691-694.

5. 孙伟杰, 杨慧霞. 孕产妇羊水栓塞诊断与处理面临的挑战. 中国实用妇科与产科杂志, 2019, 35 (7): 731-734.

6. 李彬, 牛建民. 羊水栓塞的液体管理. 中国实用妇科与产科杂志, 2019, 35 (7): 749-753.

7. 袁子茗, 李颖川. 羊水栓塞的多学科联合救治. 中国实用妇科与产科杂志, 2019, 35 (7): 753-756.

8. 刘燕燕, 冯玲. 羊水栓塞的肺动脉高压问题. 中国实用妇科与产科杂志, 2019, 35 (7): 756-759.

9. Clark SL. Amniotic fluid embolism. Obstet Gynecol, 2014, 123 (2 Pt 1): 337-348.

10. McDonnell NJ, Percival V, Paech MJ. Amniotic fluid embolism: a leading cause of maternal death yet still a medical conundrum. Int J Obstet Anesth, 2013, 22 (4): 329-336.

11. Society for Maternal-Fetal Medicine (SMFM). Amniotic fluid embolism: diagnosis and management. AmJObstetGynecol, 2016, 215 (2): 16-24.

12. Clark SL, Hankins GD, Dudley DA, et al. Amniotic fluid embolism: analysis of the national registry. Am J Obstet Gynecol, 1995, 172: 1158-1167.

13. Fitzpatrick KE, Tuffnell D, Kurinczuk JJ, et al. Incidence, risk factors, management and outcomes of amniotic-fluid embolism: a population-based cohort and nested case-control study. BJOG, 2016, 123 (1): 100-109.

14. Leighton BL, Wall MH, Lockhart EM, et al. Use of recombinant factor VIIa in patients with amniotic fluid embolism: a systematic review of case reports. Anesthesiology, 2011, 115: 1201-1208.

第四章　妊娠相关静脉血栓栓塞症

妊娠相关静脉血栓栓塞症（pregnancy-related venous thromboembolism，PR-VTE）包括静脉血栓形成和肺动脉栓塞。由于妊娠期间特殊的生理和病理生理学变化，妊娠期与产褥期（尤其是剖宫产患者）PR-VTE 的发生风险与非孕妇相比分别升高了 10 倍及 30 倍。PR-VTE 发生率为(0.5~2.2)/1 000，近年来有上升趋势，已成为孕产妇死亡的重要原因之一。基于风险因素分层的分级管理可有效预防 PR-VTE 的发生，多学科协作实现早期识别和诊断、及时治疗是降低 PR-VTE 死亡率的重要措施。

一、背景

静脉血栓栓塞症（venous thromboembolism，VTE）主要有浅静脉血栓形成（superficial vein thrombosis，SVT）、深静脉血栓形成（deep venous thrombosis，DVT）和肺动脉栓塞（pulmonary embolism，PE）。大部分资料中的 PR-VTE 是指 DVT 与 PE，以往多数文献认为 SVT 为自限性疾病，发生率虽然是 DVT 的 4~6 倍，但未得到重视，近年来资料证实未治疗的 SVT 可以增加 DVT 风险，逐渐受到关注。

PR-VTE 的危害极高，目前已成为发达国家孕产妇死亡的主要原因之一。在我国，随着全面两孩政策的实施，以及高龄孕妇人数增加、妊娠期合并症和并发症发生率上升、辅助生殖技术应用增加等妊娠人群特点的变化，使得 PA-VTE 发生率有增加趋势，值得重视。

（一）妊娠相关静脉血栓栓塞症高危因素的识别

1. 妊娠期及产褥期生理性高凝的特点　妊娠及产褥期的诸多生理性特征性变化，使孕产妇同时具备静脉血栓形成的三个要素，即高凝状态、静脉淤滞和血管损伤（表 4-1），孕产妇生理状态下即可处于血栓高风险状态，直接增加了该群体 VTE 的风险。

产褥期本身也面临 VTE 风险，尤其是在产后 7~10 天。尽管产褥早期循环容量增加，但仍维持高凝状态，纤维蛋白原、凝血酶、凝血酶原于产后 2~4 周才能降至正常。

2. 血栓前状态的筛查与识别　体内持续高凝状态而增加血栓形成风险的状态称为血栓前状态（prethrombotic state，PTS），也称易栓症。妊娠期合并 PTS 患者，除可能发血栓性疾病外，妊娠期也可能选择性影响子宫胎盘循环而导致胎盘的微血栓形成，是反复着床失败/复发性流产、子痫前期、胎儿生长受限、死胎等不良妊娠结局的主要原因。PTS 分为先天性和后天获得性。先天性 PTS 主要是凝血和纤溶系统相关基因突变，临床表现多数有血栓家族史、反复的血栓形成、年轻时发生血栓及妊娠期反复发生不良妊娠结局。西方人群中凝血因子 V Leiden（FVL）或凝血酶原 G20210A 突变是遗传性易栓症主要基因突变型；而亚洲人群主要是由蛋白 C（PC）、蛋白 S（PS）和抗凝血酶缺陷（AT-Ⅲ）所致。获得性 PTS 主要包括抗磷脂综合征、获得性高半胱氨酸血症，以及其他各种引起血液高凝状态的疾病。

表 4-1　孕期凝血和生理解剖特点

阶段	特点
高凝状态	1. 凝血因子Ⅱ、Ⅴ、Ⅶ、Ⅷ、Ⅸ、Ⅹ等促凝物质增加 2. 蛋白 S 活性降低，对活化的蛋白 C 抵抗增加 3. 抗凝血酶Ⅲ等抗凝物质下降
静脉淤滞	1. 早孕期（6 周起）血容量虽有增加，但静脉扩张 2. 妊娠的进展，子宫增大，压迫下腔静脉，回流阻力增加 3. 妊娠期尤其是妊娠晚期静脉血流速度下降，长期卧床患者易出现静脉淤滞状态 4. 右髂动脉压迫左髂静脉使左下肢静脉血流淤滞加重
血管损伤	1. 血管痉挛、管腔狭窄、内皮损伤，缺氧释放组织因子促进凝血，常见于妊娠期高血压疾病、糖尿病等累及全身血管的并发症 / 合并症 2. 子宫增大常出现下肢静脉曲张 3. 分娩过程尤其是剖宫产患者血管内皮损伤的情况

PTS 需重点筛查对象包括：①个人血栓病史：反复的血栓形成，以及非常见部位的血栓栓塞史，如脑、肠系膜、门静脉、肝静脉；新生儿时期的内脏血栓、暴发性紫癜、皮肤出血性坏死等病史。②家族性血栓形成史。③反复发生产科不良妊娠结局病史：如复发性流产、胎盘早剥、重度子痫前期、胎儿生长受限、死胎史等；④其他合并症与并发症：如肝脏疾病、肾病综合征及系统性红斑狼疮等。

诊断 PTS 时，往往需要结合病史及实验室检测结果。实验室检测指标较多，主要的有：①凝血相关检查（凝血酶时间、活化部分凝血活酶时间、凝血酶原时间、纤维蛋白原及 D- 二聚体），由于妊娠期间纤维蛋白原及 D- 二聚体变化较大，应予注意；②获得性易栓症指标：抗心磷脂抗体（ACA）、抗 β2- 糖蛋白 1（β2-GP1）抗体及狼疮抗凝物（LA）；③遗传性易栓症指标：蛋白 C、蛋白 S、Ⅻ因子、AT-Ⅲ；④同型半胱氨酸（Hcy）。

（二）妊娠相关静脉血栓栓塞症的风险分层与分级管理

对患者进行风险分层、分级管理可有效预防不同疾病阶段、孕期、产褥期患者不良结局，及时对妊娠人群进行 VTE 风险分层并根据分层结果匹配合理的预防方案，可有效降低妊娠人群的 VTE 风险，是目前多国 PR-VTE 预防的共识。

PR-VTE 风险分层大致分为三类：①基础因素：病史（既往 VTE 个人或家族史）；遗传性因素（抗凝血酶缺陷、蛋白 C 缺陷、蛋白 S 缺陷、凝血因子Ⅴ基因 *Leiden* 突变、凝血酶原基因 *G20210A* 突变等）；自身因素（高龄、吸烟、肥胖、制动等）；合并基础病变，如抗磷脂综合征、系统性红斑狼疮、心肺疾病等。②产科因素：包括多胎妊娠、卵巢过度刺激、剖宫产、子痫前期、产后出血、早产、IVF 等。③ VTE 的暂时性 / 潜在可逆的风险因素：指妊娠剧吐、脱水、产科感染及长途(尤其是搭乘飞机)旅行等。

PR-VTE 导致孕产妇死亡是可以预防的,对所有孕产妇应结合妊娠期间不同状况,动态性常规进行孕早期/妊娠期间、产时/产后 VTE 危险因素评分,根据评分结果制订预防性抗凝方案。孕早期(6~8 周)、孕 28~30 周分别常规筛查患者凝血功能,对孕期合并有血栓形成高危因素的患者,在产后及产后 6 周复查,评估产褥期结束时高凝因素是否仍然存在。对有预防性抗凝指征的患者,在排除出血风险后,可在阴道分娩后 6~12 小时、剖宫产术后 12~24 小时启动预防性抗凝治疗。

二、妊娠相关静脉血栓栓塞症的诊治流程

(一) 诊断与流程

1. 临床表现　一般情况下,SVT 临床表现轻微,往往不典型;DVT 患者可有患肢疼痛、肿胀、双下肢粗细不等(腿围相差 >1cm),而伴浅静脉曲张、皮肤色素沉着患者有局部甚至溃疡形成及行走后患肢易疲劳等临床症状;PE 患者可有胸痛、呼吸困难、咳嗽、咯血、颈静脉充盈及明显低氧血症等表现。由于妊娠晚期正常妊娠患者也可出现下肢水肿、容量负荷增加致胸闷憋气症状,因此 PE-VTE 的临床表现缺乏特异性。临床上早期诊断仍依赖于早期体征的识别。

2. 辅助检查

(1)D- 二聚体:尽管妊娠期间外周血 D- 二聚体检测值阳性预测价值有限,但其阴性排除意义肯定。有研究结果显示,妊娠中晚期 D- 二聚体检测值 > 妊娠早期,妊娠中晚期患者 D- 二聚体参考值如下:孕前 <0.5mg/L,早孕期(≤ 13 周)≤ 0.64mg/L,中孕期(14~27 周)≤ 2.3mg/L,晚孕期(≥ 28 周)≤ 3.14mg/L。当高于上述结果时,有参考价值。但也有研究结果显示,有的急性 DVT 患者 D- 二聚体检测值并不增高,因此 D- 二聚体检测对于 PA-VTE 的诊断价值十分有限。

(2)动脉血气分析:主要表现为低氧血症,$PaO_2<80mmHg$,患者伴过度通气,继发高碳酸血症,$PaCO_2$ 降低,可有肺泡 - 动脉血氧分压差增大。

(3)彩色超声多普勒(color doppler ultrasound,CUS):对于 DVT 的筛查首选 CUS,其具有良好的灵敏度和特异度,且无创、易操作、重复性好。多项研究显示 CUS 与传统 DVT 诊断金标准——静脉造影,两者结果具有高度一致性。磁共振静脉成像是重要的补充,其主要优势在于对盆腔静脉血栓的诊断。

(4)胸片:胸片是可疑 PE 的首选筛查手段,但由于妊娠期的孕妇和婴儿相关的辐射暴露风险,胸片在诊断PE 上受到限制。

(5)通气 / 灌注(V/Q)扫描:对于年轻、健康的孕产妇来说,推荐 V/Q 扫描。对于胸片检查结果阴性但临床怀疑 PE 的孕产妇多倾向于 V/Q 扫描。与 CTPA 相比,V/Q 扫描降低了孕产妇的辐射剂量,研究发现 V/Q 扫描除了有很高的阳性诊断率外,对 PE 有接近 100% 的阴性预测价值。典型征象是按肺段分布的肺灌注缺损。

(6)计算机断层肺动脉造影(computed tomographic pulmonary angiography,CTPA):胸片提示异常者可进行

CTPA 检查。CTPA 检查对段及段以上肺栓塞诊断价值极高,直接征象包括:半月形、环形充盈缺损,完全梗阻,轨道征;间距征象包括:肺野楔形密度增高,近端肺动脉扩张而远端血管分支减少甚至消失。

PA-VTE 的诊断流程,见图 4-1。

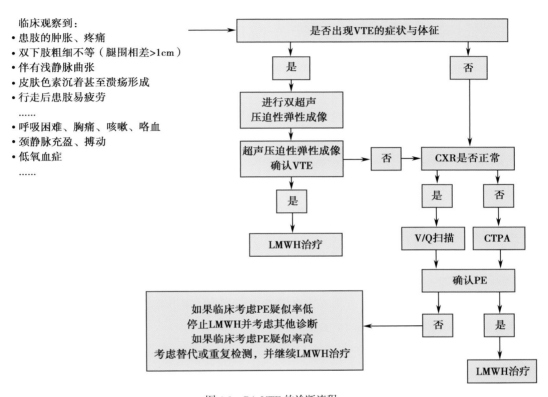

图 4-1　PA-VTE 的诊断流程

(二)妊娠相关静脉血栓栓塞症的防治措施

1. 抗凝药物

(1)抗凝药物的选择

1)低分子肝素(low molecular weight heparin,LMWH):LMWH 由普通肝素裂解,为一类分子量较低的肝素,是产前和产后防治产科静脉血栓的首选用药。目前无胎儿致畸报道,与普通肝素(unfractionated heparin,UFH)相比,LMWH 发生出血等并发症的风险更低,发生肝素诱导的血小板减少的风险低(0.04%)。LMWH 不通过胎盘,也不分泌于乳汁,应于计划性引产、剖宫产、局麻/镇痛前 24 小时停用,顺产后 6~12 小时或剖宫产后 12~24 小时恢复。

有高出血风险的患者应避免使用 LMWH,有 VTE 风险且合并出血风险的患者应由专科医生进行风险评估。以下情况应禁用或慎用 LMWH:存在血友病、血管性血友病、后天凝血功能障碍等出血性疾病;活动性产前或产后出血;存在如前置胎盘等大出血风险,各种原因所致血小板减少(血小板计数 <75×10^9/L),近 4 周有

急性脑血管事件(出血性或缺血性),严重肾病(肌酐清除率 < 30ml/(min·1.73m^2)),严重肝病(PT 高于正常范围或有门脉系统血管曲张);未控制的高血压(收缩压 >200mmHg 或舒张压 >120mmHg)。

2)普通肝素:妊娠期使用 UFH 由于剂量较难掌握,过量可引起自发性出血,长期应用可发生骨质疏松和脱发皮疹等不良反应,因此不作为首选用药。因静脉用 UFH 的半衰期短,且其抗凝作用几乎可被鱼精蛋白完全逆转,故当需要快速逆转抗凝作用时(如分娩或围手术期),UFH 是 LMWH 的合理替代品。对于严重肾功能不全的患者,因 LMWH 只通过肾脏代谢,而 UFH 需要通过肾脏和肝脏代谢,UFH 成为 LMWH 的理想替代品。用药期间通过 APTT 对 UFH 进行监测。

3)华法林:是一种抗维生素 K 类抗凝药物,可通过胎盘,妊娠早期可以致畸,且可经乳汁代谢。美国胸科指南建议华法林不作为常规产科选择的抗凝药物,对需长期使用维生素 K 拮抗剂者(如心脏瓣膜术后),可在孕早期及分娩前使用 LMWH 或 UFH 替代。

4)其他:目前如利伐沙班、达比加群、戊聚糖钠等新型口服抗凝药物仍有待进一步随机对照研究。相关指南提出,在没有足够数据来评估其对孕产妇的安全性前,孕妇应避免使用该类药物。

(2)抗凝药物的监测:抗凝药物在使用过程中应通过对凝血功能和全身出血倾向的监测,评估其有效性。监测时限为:最初治疗阶段(每日或隔日监测 1 次)、规律治疗阶段(每周监测 1 次)、稳定维持阶段(每 2~4 周监测 1 次)及监测最长间歇(每 3 个月)。

PT 低于正常值的 1.5 倍或 PTA>60% 时,考虑抗凝不足;PT 超过正常值的 2.5 倍或 PTA<25% 时,考虑抗凝过度。同时要注意观察有无出血倾向,如鼻出血、牙龈出血、尿血、腹内出血、颅内出血及胎盘绒毛膜下血肿等。如有出血征象,即使凝血参数在适当范围也提示抗凝过度。

2. 溶栓治疗

(1)妊娠期使用应严格把握溶栓指征:应结合患者危险因素、发生孕周、栓子范围、呼吸 - 循环情况等制订个体化方案。高危 PE 或出现严重血流动力学障碍,单纯的抗凝治疗并不能改善已形成血栓对循环的梗阻作用,应考虑在抗凝治疗基础上进行溶栓治疗;中、低危 PE 未合并血流动力学障碍时,可继续 LMWH 抗凝治疗,不需要溶栓治疗。

(2)溶栓药物的选择:目前临床上常用的溶栓药物,包括链激酶、尿激酶、组织型纤溶酶原激活剂及重组组织型纤溶酶原激活剂(recombinant tissue plasminogen activator,rt-PA),在产科和血管外科综合评估后可以使用。但产科溶栓用药剂量尚无统一方案。

3. 介入治疗　导管接触性溶栓是近 20 年用于 VTE 的新方法,是用介入手段在局部应用溶栓药物。与系统性溶栓比较,其优势在于溶栓更快,可改善肺血流、恢复血流动力学稳定,用药量小且出血风险低。但由于治疗过程中的造影剂和射线的暴露,妊娠期不宜使用,但可用于有指征的产褥期 PE 患者。

4. 手术取栓　手术取栓有一定母胎死亡率,文献报道围产儿死亡率为 10%~20%。对于严重影响血流动力学稳定的肺栓塞患者,存在溶栓禁忌,或溶栓治疗效果不佳,有手术取栓的指征时可考虑肺动脉血栓剥离术。

5. 滤器置入术　因存在移位、增加肢体远端 DVT 的风险及感染等并发症,不常规推荐下腔静脉滤器放置,除非经过充分抗凝后仍反复发生 PE,或分娩前后存在严重的抗凝治疗禁忌证时。

三、妊娠相关静脉血栓栓塞症诊治团队模拟演练

病史:36 岁,既往 $G_2P_1A_1$,本次规律产检,孕期平顺,孕 39^{+2} 周因"宫内感染"宫口开大 4cm 行急诊剖宫产,胎儿出生体重 3 200g,术后出血不多,予头孢他啶 + 甲硝唑静脉抗炎,体温波动于 36.7~38.5℃,因"自觉虚弱",术后卧床休息为主,现剖宫产后 3 天,患者自觉左下肢肿胀。

场景 1:诉左下肢肿胀。演练目的:识别高危因素,早期诊断。

医师	了解患者产后恢复情况,补充既往病史,查左侧腓肠肌压痛、腿围不等。汇报上级,监测血氧,抽血化验(血常规、凝血),联系下肢静脉超声检查。
护士	监测经皮血氧,监测腿围,指导暂时制动。
	(1)记录:患者主诉、生命体征、经皮血氧、查体阳性发现,目前各项医嘱等。分析患者高危因素(高龄,产程中急诊剖宫产,发热,卧床制动)。
	(2)操作:平车送患者完善超声检查。

场景 2:超声回报左髂外下段静脉、股总静脉血栓形成;D-Dimer:3.82mg/L。

医师	嘱绝对卧床 + 抬高患肢,告知病情及风险。
	联系血管介入科会诊指导抗凝及后续监测,开始予治疗量低分子肝素。
护士	I 级护理,监测腿围,注意患者主诉,落实医嘱。
记录	化验检查回报结果,目前处理意见及医嘱。

场景 3:次日清晨,患者擅自下床活动后,自觉突发胸闷憋气。演练目的:极早识别 PE,尽早建立多学科诊治团队,降低患者死亡率。

患者略烦躁、胸痛,心率 118 次 /min,血压 92/59mmHg,经皮血氧饱和度 92%

一线医生	查体,接心电监护,抽动脉血气,予吸氧,抢救车床旁就位。
	呼叫上级医师到场,汇报病史,录入电子医嘱。
上级医师	医嘱:告病重、特级护理,心电监护,吸氧,开放静脉,计出入量。抽血急查:心肌酶、心肌损伤标记物、血常规、电解质、肝肾功能。
	床旁心电图,联系床旁超声心动图检查及 CTPA。
	安抚患者,酌情镇静、镇痛。
	指挥抢救,报备医务处,向患者家属告病重,签署医患沟通记录。
	启动多学科会诊(放射科、血管介入科、呼吸内科、危重医学科)。
一线医师	落实医嘱,与护士核对医嘱。护送患者完善急诊 CTPA 检查。

| 记录 | 时间(发病,医护人员到达时间、各项处理开始及完成时间),生命体征,心电 - 血压 - 血氧监测,监测出入量,化验检查结果,抢救经过。 |

场景 4：CTPA 急诊阅片考虑符合右肺中叶外侧段栓塞。演练目的：PE 诊断与治疗,改善 PE 患者结局。

高流量面罩吸氧下患者血氧饱和度 92%~95%,心率 110 次 /min,血压 102/61mmHg。

| 团队 | 产科三级医生、呼吸科医生、介入血管科医生、重症医学科医生、麻醉科医生、医务处相关人员。 |
| 产科医师 | 护送患者入危重医学科加强监护治疗。向相关科室组成的多学科团队汇报患者病史信息及检验结果。予面罩吸氧,持续监测患者生命体征、血氧并记录。评估患者人工辅助通气指征；根据血流动力学,讨论评估急诊溶栓指征。再次向患者家属交代病情及目前风险,就后续可能需要的有创抢救进行知情同意告知并记录。 |

四、妊娠相关静脉血栓栓塞症的诊治思维

1. 警惕妊娠不同时期 VTE 的形成,特别是 VTE 形成风险最高的产褥期。

2. 在妊娠期及产褥期所有孕产妇进行 VTE 风险分层并匹配合理的预防方案。

3. 早期识别临床症状,启动多学科联合救治,可减少并发症及死亡率。

4. LMWH 是产前和产后防治产科静脉血栓的重要措施。

5. 抗凝需警惕出血风险,有创操作前 24 小时停药,产后 6~12 小时或术后 12~24 小时恢复。

6. 高危 PE 或出现血流动力学障碍时,应考虑在抗凝治疗基础上进行溶栓治疗。

（王永清　叶圣龙　赵扬玉）

参考文献

1. American College of Obstetricians and Gynecologists Women's Health Care Physicians. ACOG Practice Bulletin No. 138: inherited thrombophilias in pregnancy. Obstet Gynecol, 2013, 122: 706-717.

2. Huang D, Wong E, Zuo ML, et al. Risk of venous thromboembolism in Chinese pregnant women: Hong Kong venous thromboembolism study. Blood Res, 2019, 54 (3): 175-180.

3. Villani M, Ageno W, Grandone E, et al. The prevention and treatment of venous thromboembolism in pregnancy. Expert Rev Cardiovasc Ther, 2017, 15 (5): 397-402.

4. The Task Force for the diagnosis and management of acute pulmonary embolism of the European Society of Cardiology (ESC). 2019 ESC Guidelines for the diagnosis and management of acute pulmonary embolism developed in collaboration with the European Respiratory Society (ERS): The Task Force for the diagnosis and management of acute pulmonary embolism of the European Society of Cardiology (ESC). Eur Respir J, 2019, 54 (3): 1901647.

5. Konstantinides SV, Meyer G, Becattini C, at al. 2019 ESC Guidelines for the diagnosis and management of acute pulmonary embolism developedin collaboration with the European Respiratory Society (ERS). Eur Heart J, 2020, 41 (4): 543-603.

6. Bates SM, Rajasekhar A, Middeldorp S, et al. American society of hematology 2018 guideline for management of venous thromboembolism: venous thromboembolism in the context of pregnancy. Blood Adv, 2018, 2 (22): 3317-3359.

7. Kearon C, Akl E A, Ornelas J, et al. Antithrombotic therapy for VTE disease: CHEST guideline and expert panel report. Chest, 2016, 149 (2): 315-352.

8. 中华医学会外科学分会血管外科学组. 深静脉血栓形成的诊断和治疗指南（第3版）. 中华血管外科学杂志, 2017, 4: 250-257.

9. ACOG Practice Bulletin No. 196: Thromboembolism in Pregnancy. Obstet Gynecol, 2018, 132 (1): 1-17.

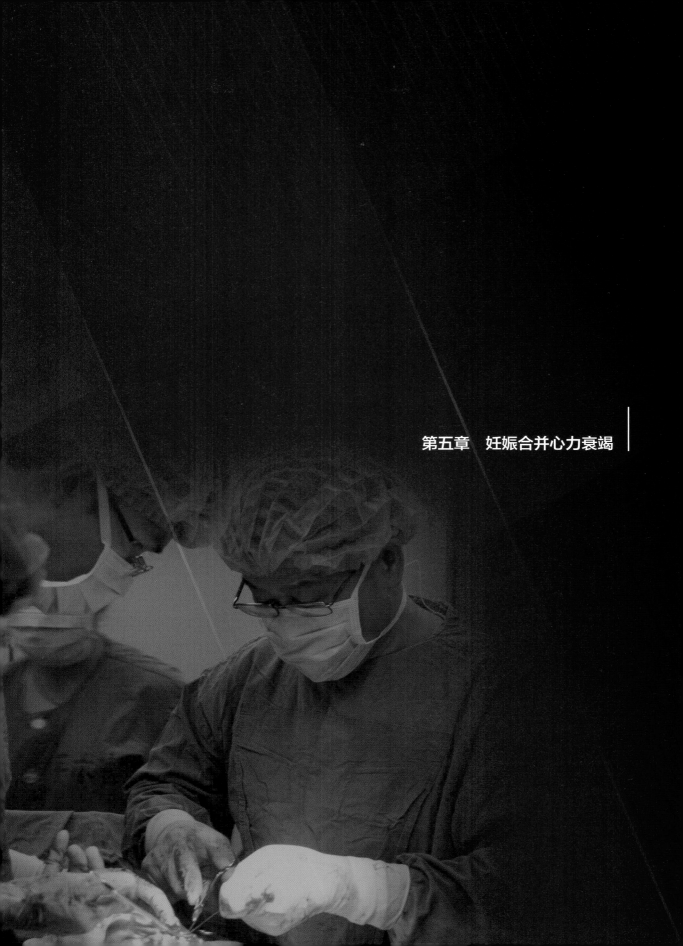

第五章　妊娠合并心力衰竭

妊娠合并心脏病的发病率为 0.5%~3.0%,是导致孕产妇死亡的前 3 位死因之一。其中妊娠合并心力衰竭是最为常见的心脏并发症。

一、背景

心力衰竭(heart failure,HF)是各种心脏结构或功能性疾病导致心室充盈和 / 或射血功能受损,心排血量不能满足机体组织代谢需要,以肺循环和 / 或体循环淤血,器官、组织血液灌注不足为临床表现的一组综合征,典型症状包括呼吸困难、体力活动受限及体液潴留。妊娠合并心力衰竭可导致胎盘供血不足,发生胎儿窘迫、胎儿生长受限,甚至胎死宫内。伴有心脏疾病的孕妇在妊娠期、分娩期及产后均需警惕心力衰竭。

妊娠合并心力衰竭的常见诱因包括:①妊娠;②贫血和 / 或低蛋白血症;③呼吸道感染;④不恰当的治疗;⑤其他产科合并症和并发症(表 5-1)。

心力衰竭分类方式较多,妊娠合并心力衰竭的常见类型包括:①急性左心衰;②慢性右心衰(表 5-2)。

表 5-1　妊娠合并心力衰竭的常见诱因

诱因	说明	举例
妊娠	是最主要的诱因。 • 妊娠期子宫增大、膈肌上升、心脏向左移位、大血管旋转导致右心室压力增加; • 分娩期子宫收缩,回心血量明显增加,使心排出量、动脉压和中心静脉压增加; • 产后胎盘血液循环中断、组织间液回流、体循环量增加等因素均加重了心脏负担	孕产妇可使心脏代偿功能降低,当合并心脏病时,心脏无法承受妊娠期、分娩期及产后生理变化而失代偿,发生心衰
贫血和 / 或低蛋白血症	贫血、低蛋白血症等诱因,容易加重心脏负担和心肌缺氧,心脏泵功能减退	妊娠合并心脏病患者伴有低营养状态,耐受力差,导致心衰发生
呼吸道感染	因肺循环阻力增加,也可诱发心衰发生	夜间的呛咳常易误诊为上呼吸道感染,实为心衰的早期表现,应引起高度重视
不恰当的治疗	因低蛋白血症、贫血等,临床上常进行补充白蛋白、输血等处理,导致血容量增加,回心血量增加,心脏负担加重而诱发心衰	子痫前期 - 子痫患者治疗时补液过多过快,导致短期内血容量增加,加重心脏前负荷,诱发心衰
其他产科合并症和并发症	如双胎、羊水过多、慢性高血压、甲亢等也可诱发心衰	

表 5-2　妊娠合并心力衰竭的常见分类

项目	急性左心衰	慢性右心衰
症状	主要以急性肺水肿为主,常为突然发病,出现劳力性气促和阵发性夜间呼吸困难是早期症状	发生右心衰,主要为体循环(包括门静脉系统)静脉压增高及淤血而产生的临床表现,上腹部胀满是早期症状,水肿是常见的典型表现
体征	心尖区可有舒张期奔马律,肺动脉瓣听诊区第二心音亢进,两肺底部可听到散在湿性啰音,重症者两肺满布湿啰音并伴有哮鸣音,常出现交替脉	颈静脉怒张,肝-颈静脉回流征阳性,下肢、腰、背及骶部等低垂部位呈凹陷性水肿,不同程度的发绀,最早见于指端、口唇和耳郭
胎儿影响	胎儿急性缺血、缺氧,胎儿窘迫,甚至胎死宫内	胎儿生长受限,严重者发生胎死宫内

二、妊娠合并心力衰竭的诊断和风险评估

(一)妊娠合并心力衰竭的诊断

早诊断、早治疗是降低妊娠合并心脏病患者死亡率的重要手段。妊娠妇女发生心衰血压下降时,如处理不及时极易出现胎盘供血不足,导致胎儿急性缺血、缺氧,可能发生胎儿窘迫,甚至胎死宫内。诊断主要依据病史、症状、体征及辅助检查。

1. 病史

(1)孕前已确诊心脏病:关注孕前的活动能力,有无心悸、气短、劳力性呼吸困难、晕厥、活动受限、高血红蛋白血症等病史。部分患者孕前有心脏手术史,要详细询问手术时间、手术方式、手术前后心功能的改变及用药情况。

(2)孕前无心脏病病史:包括因为无症状和体征而未被发现的心脏病,以及孕期新发生的心脏病,如妊娠期高血压疾病性心脏病或围产期心肌病。

2. 症状和体征

(1)症状:病情轻者可无症状,重者有易疲劳、食欲不振、活动后乏力、心悸、胸闷、呼吸困难、咳嗽、胸痛、咯血、水肿等表现。强调重视早期心衰的表现:①轻微活动后即出现胸闷、心悸、气短;②安静状态下心率 ≥ 110次 /min,呼吸 ≥ 20 次 /min;③夜间常因胸闷而坐起呼吸;④肺底出现少量持续性湿性啰音,咳嗽后不消失。

(2)体征:心衰时心率加快、第三心音、两肺呼吸音减弱、可闻及干湿性啰音、肝-颈静脉回流征阳性、肝大、下肢水肿等。

3. 辅助检查

(1)超声心动图:是首选的检查方法。

(2)血生化检测:包括心肌酶学和肌钙蛋白(cardiac troponin,cTn)、脑钠肽(brain natriuretic peptide,BNP)。BNP 检测可作为有效的心衰筛查和判断预后的指标。

（3）心电图和 24 小时动态心电图：可明确心脏电生理变化，发现各种异常心律、心肌缺血、传导阻滞等。

（4）心导管和心血管造影：心导管和心血管造影检查是先天性心脏病，特别是复杂心脏畸形诊断的"金标准"。

（5）血气分析：包括血 pH、酸碱度、电解质的测定。

（二）妊娠合并心力衰竭的风险评估

1. 心功能评估　目前临床上孕妇心功能的判断以纽约心脏病协会（New York Heart Association，NYHA）的分级为标准（表 5-3）。但需要注意的是，妊娠妇女生理性心率加快、孕晚期的胸闷、气促等因素可能会干扰心功能的准确判断，临床医师要仔细分析，既不能因过多考虑妊娠生理变化而忽略了心脏病及心功能下降，也要避免过度诊断。

表 5-3　纽约心脏病协会（NYHA）心功能分级

心功能分级	心脏状态	临床表现
Ⅰ	心脏功能具有完全代偿能力	几乎与正常人没有区别，完全能正常地工作、学习及生活，甚至能胜任较重的劳动或体育活动
Ⅱ	心脏代偿能力已开始减退	在较重活动（如快走步、上楼或提重物）时，即会出现气急、水肿或心绞痛，但休息后即可缓解。属轻度心力衰竭
Ⅲ	心脏代偿能力已减退	轻度活动，如厕、打扫室内卫生、洗澡等时也会引起气急等症状，属中度心力衰竭
Ⅳ	心脏代偿能力已严重减退	休息时仍有气急等症状。在床上不能平卧，生活不能自理，而且常伴有水肿、营养不良等症状。属重度心力衰竭，不仅完全丧失了劳动力，还有生命危险

2. 心脏病患者妊娠风险的分级　对于育龄期心脏病患者，还需要考虑妊娠带来的风险。参考《WHO 心脏病妇女妊娠风险评估分类法》，中华医学会妇产科学分会产科学组制定了《心脏病妇女妊娠风险分级及分层管理》（表 5-4）。根据《心脏病妇女妊娠风险分级表》及 NYHA 心功能分级，妊娠合并心脏病的处置流程见图 5-1。

表 5-4　心脏病妇女妊娠风险分级及分层管理

妊娠风险分级	疾病种类	就诊医院级别
Ⅰ级（孕妇死亡率未增加，母儿并发症未增加或轻度增加）	无合并症的轻度肺动脉狭窄和二尖瓣脱垂；小的动脉导管未闭（内径 ≤ 3mm） 已手术修补的不伴有肺动脉高压的房间隔缺损、室间隔缺损、动脉导管未闭和肺静脉畸形引流 不伴有心脏结构异常的单源、偶发室上性或室性早搏	二、三级妇产科专科医院或者二级及以上综合性医院

续表

妊娠风险分级	疾病种类	就诊医院级别
Ⅱ级(孕妇死亡率轻度增加或者母儿并发症中度增加)	未手术的不伴有肺动脉高压的房间隔缺损、室间隔缺损、动脉导管未闭 法洛四联症修补术后且无残余的心脏结构异常 不伴有心脏结构异常的大多数心律失常	二级及以上综合性医院
Ⅲ级(孕妇死亡率中度增加或者母儿并发症重度增加)	轻度二尖瓣狭窄(瓣口面积 >1.5cm²) 马方综合征(无主动脉扩张),二叶式主动脉瓣疾病,主动脉疾病(主动脉直径 <45mm),主动脉缩窄矫治术后 非梗阻性肥厚型心肌病 各种原因导致的轻度肺动脉高压(<50mmHg) 轻度左心功能障碍或者左心射血分数 40%~49% 机械瓣膜置换术后	三级妇产科专科医院或者三级综合性医院
Ⅳ级(孕妇死亡率明显增加或者母儿并发症重度增加;需要专家咨询;如果继续妊娠需告知风险;需要产科和心脏科专家在孕期、分娩期和产褥期严密监护母儿情况)	中度二尖瓣狭窄(瓣口面积 1.0~1.5cm²)和主动脉瓣狭窄(跨瓣压差≥50mmHg) 右心室体循环患者或 Fontan 循环术后 右心室体循环患者或 Fontan 循环术后复杂先天性心脏病和未手术的发绀型心脏病(氧饱和度 85%~90%) Marfan 综合征(主动脉直径 40~45mm);主动脉疾病(主动脉直径 45~50mm) 严重心律失常(房颤、完全性房室传导阻滞、恶性室性早搏、频发的阵发性室性心动过速等) 急性心肌梗死,急性冠状动脉综合征 梗阻性肥厚型心肌病 心脏肿瘤,心脏血栓 各种原因导致的中度肺动脉高压(50~80mmHg) 左心功能不全(左心射血分数 30%~39%)	有良好心脏专科的三级甲等综合性医院或者综合实力强的心脏监护中心
Ⅴ级(极高的孕妇死亡率和严重的母儿并发症;由产科和心脏科专家在孕期、分娩期和产褥期严密监护母儿情况)	严重的左室流出道梗阻 重度二尖瓣狭窄(瓣口面积 <1.0cm²)或有症状的主动脉瓣狭窄 复杂先天性心脏病和未手术的发绀型心脏病(氧饱和度 <85%) 马方综合征(主动脉直径 >45mm);主动脉疾病(主动脉直径 >50mm),先天性的严重主动脉狭窄 有围产期心肌病病史并伴左心功能不全 感染性心内膜炎 任何原因引起的重度肺动脉高压(≥80mmHg) 严重的左心功能不全(左心射血分数 <30%);心功能分级Ⅲ~Ⅳ级	有良好心脏专科的三级甲等综合性医院或者综合实力强的心脏监护中心

注:1mmHg = 0.133kPa

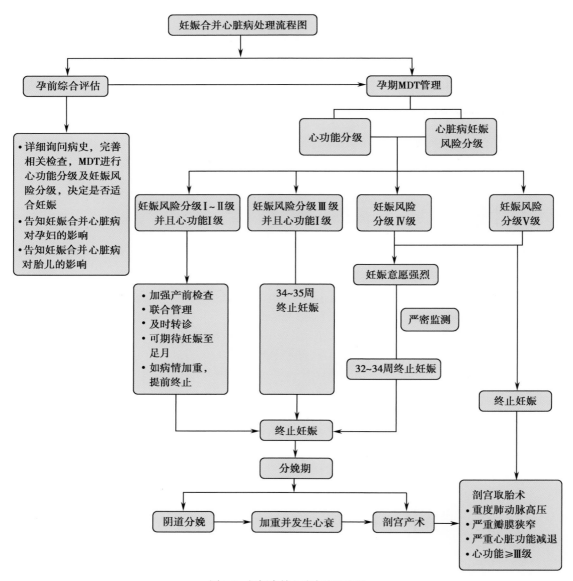

图 5-1　妊娠合并心脏病处置流程

三、妊娠合并心力衰竭的诊治流程

(一) 妊娠合并心脏病处理

1. 孕期保健工作中要关注孕产妇的心脏情况,尽早识别不宜妊娠人群。

2. 对妊娠合并心脏病患者需要进行多学科综合评估(multi-disciplinary team,MDT),评估标准依据纽约心脏病协会(NYHA)心功能分级和心脏病患者妊娠风险分级,根据患者综合评估结果来选择分娩方式和时机,产后仍需密切关注心功能状态。

3. 快速诊断和干预对急性心衰的妊娠女性非常重要,因此建议提前建立处理流程和多学科团队并反复演习。建议尽早将心源性休克或依赖正性肌力药的患者转运至能提供循环机械支持的医疗机构。

4. 处理的关键有以下几点:①是否需要及时终止妊娠;②何时终止妊娠;③药物治疗对胚胎发育的影响。无论孕周,经积极治疗仍失代偿或血流动力学不稳定时应该终止妊娠,而稳定期心衰患者可尝试顺产。

妊娠合并心衰处置流程见图 5-2,图 5-3。

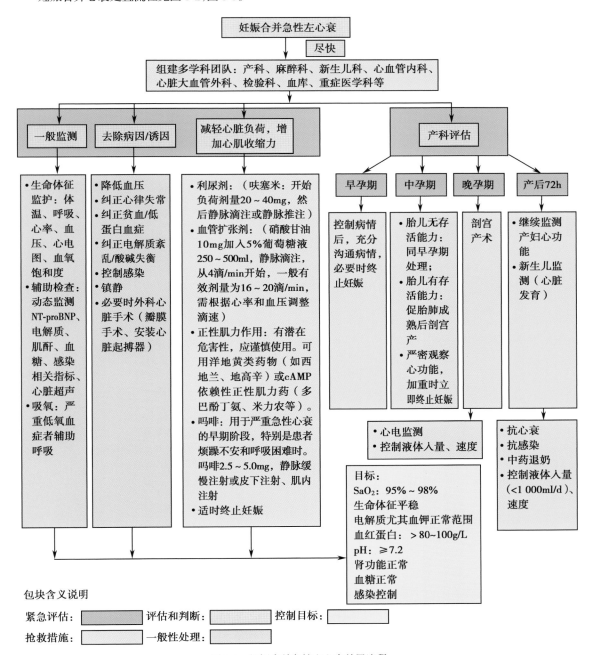

图 5-2　妊娠合并急性左心衰处置流程

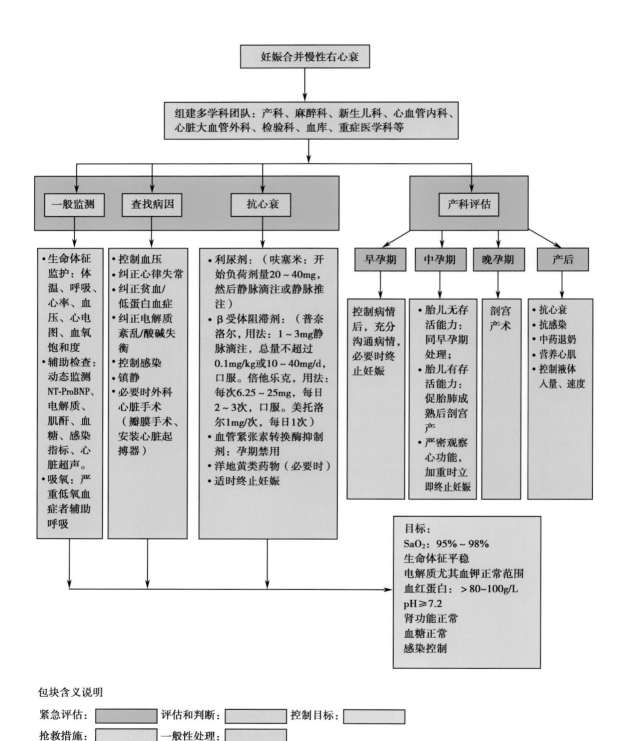

图 5-3 妊娠合并慢性右心衰处置流程

（二）妊娠合并心脏病救治清单

1. 妊娠合并心力衰竭常用药物（表 5-5）

表 5-5　妊娠合并心力衰竭常用药物

药物类型	药物名称	常用剂量	风险评级（FDA）
利尿剂	呋塞米 氢氯噻嗪 螺内酯	呋塞米：开始负荷剂量 20~40mg，然后静脉滴注或静脉推注； 氢氯噻嗪：25~50mg，2~3 次 /d； 螺内酯：20~40mg，3~4 次 /d	C
血管扩张剂	硝酸甘油 硝普钠（注意肾功能） 酚妥拉明 西地那非	硝酸甘油：10mg 加入 5 % 葡萄糖液 250~500ml，静脉滴注，从 4 滴 /min 开始，一般有效剂量为 16 滴 /min，根据心率和血压调整滴速； 酚妥拉明：20~40mg 加入 5 % 葡萄糖液 250~500ml 中静滴； 硝普钠：50mg 加入 5 % 葡萄糖液 500~1 000ml 缓慢静滴。	硝酸甘油（C） 硝普钠（C） 酚妥拉明（C） 西地那非（B）
正性肌力药物	毛花苷 C 地高辛 多巴酚丁胺 米力农	毛花苷 C：0.4mg，以葡萄糖液 20ml 稀释后，缓慢静脉注射，必要时 2 ~4h 后再静脉注射 0.2~0.4mg，24h 内不超过 1.2mg； 地高辛：每日常用剂量 0.125~0.5mg（1/2~2 片）口服； 多巴酚丁胺：60mg 加入生理盐水 60ml，10ml/h（滴速每分钟 2.5~10µg/kg）静推； 米力农：5~10mg 加入葡萄糖液 250ml，50ml/h（0.25~1.0µg/kg）静脉滴注	毛花苷 C（B） 地高辛（B） 多巴酚丁胺（B） 米力农（C）
镇静剂	吗啡 地西泮	吗啡：2.5~5.0mg，静脉缓慢注射或皮下注射、肌内注射	吗啡（C） 地西泮（D）
降压药	拉贝洛尔（首选） 硝普钠（慎用） 肾素血管紧张素系统抑制药（禁用）	拉贝洛尔：50~100mg/ 次，3~4 次 /d 或 100mg 加入 5% 葡萄糖液 250~500ml 中静滴； 硝普钠：见血管扩张剂	拉贝洛尔（C） 硝普钠（C） 肾素血管紧张素系统抑制药（D）
抗凝剂	低分子肝素	低分子肝素，4 000~5 000U，1~2 支，皮下注射	B

2. 物品准备　心电监护仪、除颤仪、供氧装备、气管插管包、紧急剖宫产手术包、新生儿复苏包。

四、妊娠合并心力衰竭诊治团队模拟演练

病史:王某,女,26 岁。因"停经 35^{+6} 周,不规则下腹坠胀伴不能平卧 3 天"就诊。孕期在某二级医院行不正规产检,共 4 次(未建卡)。已知先天性心脏病 11 年(具体不详),未曾正规诊治,且未告知产检医师。近 3 天感头晕、心慌,活动后呼吸困难,未及时就诊。入院当天头晕、心慌,活动后呼吸困难加重,不能平卧,无咳嗽,无发热,遂就诊于某区妇幼保健院,首诊医师追问有先天性心脏病病史,于当天 18:00 急诊转入某三级综合性医院。

场景 1:孕 35^{+6} 周,头晕、心慌,活动后呼吸困难加重,不能平卧。演练目的:早期识别。

产科一线医师

(1)采集病史,补充既往先心病病史,监测生命体征,入院常规查体。入院生命体征:T:36.5℃,P:102 次 /min,R:30 次 /min,BP:130/80mmHg,$SaPO_2$:72%。发绀貌,不能平卧,杵状指,颈静脉充盈,心前区可扪及震颤。心界向左扩大,胸骨左缘 3~4 肋间闻及 4/6 级收缩期杂音。

(2)开放静脉通路、持续心电监护、给氧,呼叫上级医师,记录 / 核对 / 评估 / 安抚患者。

(3)抽血化验:血常规:白细胞 8.08×10^9/L,红细胞 3.90×10^{12}/L,血红蛋白 123g/L。

(4)联系心脏相关检查:心脏超声:先天性心脏病,右室双出口(Ia 型),室间隔嵴下型大缺损,心室水平双向分流,肺动脉高压,三尖瓣关闭不全。心电图:窦性心律,I 度房室传导阻滞,电轴右偏 +128°,左右心室肥厚。

产科二线医师	床边查体,完善入院诊断,告病危,预防感染,呼叫 MDT 团队(产科、心内科、心脏大血管外科、ICU、麻醉科、新生儿科、医务处)。
MDT 团队	查看患者,会诊病情,决定急诊行剖宫产术,评估 / 安抚患者。
护士	吸氧、监测血氧、心电监护、特级护理。
操作	床边完成超声、心电图检查,床边 MDT 会诊。
记录	患者主诉、生命体征、经皮血氧、查体阳性发现,目前各项医嘱、会诊情况、化验检查结果等。记录入院诊断:①妊娠合并心脏病(先天性心脏病,室间隔缺损,三尖瓣关闭不全);②心功能IV级;③艾森 - 曼格综合征;④孕 35^{+6} 周先兆临产;⑤ G_1P_0,LOA。

场景 2:剖宫产术中,新生儿娩出,评 5~7 分,术中出血 200ml。演练目的:产科手术。

MDT 团队	MDT 团队于手术室准备就绪。
麻醉医师	若无椎管内麻醉禁忌,则首选连续硬膜外麻醉(L_{2-3} 或 L_{1-2} 穿刺点,向上置管,根据麻醉平面滴定式追加麻醉药物)。
	积极控制心衰:吸氧、镇静、强心、利尿。
	行有创监测:有创动脉血压以及中心静脉压监测。

	适当应用血管活性药物,尽量维持生命体征平稳。
	胎儿娩出时,适当调整血管活性药的剂量提升血压,并且要适当强心。
	严格控制液体入量及速度,防止胎儿娩出后回心血量急剧增加导致心衰加重。
产科医师	剖宫产手术,胎儿娩出后立即腹部加压大沙袋。
	术中术后避免使用强效宫缩剂,使用按摩子宫促进子宫复旧,双侧子宫动脉上行支结扎等措施预防产后出血,经以上处理措施效果欠佳时可行宫腔填塞术,尽量等待胎盘自然娩出。
	20:10 时剖宫产手术开始。20:15 手术娩出胎儿,评分 5 分钟 7 分。立即行新生儿复苏,术中出血 200ml。
新生儿医师	新生儿复苏、转运、家属谈话。
记录	手术经过、患者生命体征变化、处理及医嘱。

场景 3:胎儿娩出后,患者突然出现心率增快,四肢抽搐,口鼻涌出大量白色泡沫样分泌物,心率由 134 次 /min 迅速下降至 45 次 /min,血压测不出,血氧饱和度迅速下降至 50%。

MDT 团队	立即启动多学科救治(产科、心内科、心脏大血管外科、麻醉科);指挥抢救,报备医务处,再次向患者家属告病危。
产科医师 + 心脏大血管 外科医师	立即行胸外心脏按压。
麻醉科医师 + 心内科医师	立即气管插管,呼吸机辅助呼吸,强心、利尿。
巡回护士	核对医嘱,落实医嘱,患者头部降温。
记录	手术经过、患者生命体征变化、抢救经过、医嘱、签署医患沟通记录。

场景 4:复苏 3 分钟后心搏恢复,初为结性心律 130 次 /min,维持 10 分钟后渐转变为窦性心律 110 次 /min,血压 100/60mmHg,$SaPO_2$ 72%。

产科医师	继续剖宫产手术。
麻醉科医师 + 心内科医师	呼吸机辅助呼吸。强心、利尿、多脏器功能保护。
MDT 团队	评估病情,护送患者转入重症医学科监护。
巡回护士	核对医嘱,落实医嘱,患者头部降温。
记录	手术经过、患者生命体征变化及医嘱。

场景 5：次日 03：50 分患者清醒，可对答，肌力恢复，SaPO$_2$ 82%，心率 105 次 /min，呼吸 30 次 /min，血压 118/78mmHg。

产科医师	注意产科术后情况：子宫收缩、阴道出血情况。
ICU 医师	密切监护生命体征，行多脏器功能保护，适时拔除呼吸机，予面罩吸氧。
MDT 团队	再次向患者家属交代病情及目前风险，建议病情平稳后及时至心脏大血管外科行心脏矫治手术。
处理	持续监测患者生命体征。
记录	生命体征、血氧、术后化验结果、MDT 处理意见、医嘱。

五、模拟演练视频

1. 紧急剖宫产

紧急剖宫产视频二维码

2. 心肺复苏

心肺复苏视频二维码

六、妊娠合并心力衰竭的诊治思维

1. 强调重视早期心衰的表现，尽早识别不宜妊娠人群。

2. 推荐 MDT，处理的关键包括：①是否需要及时终止妊娠；②何时终止妊娠；③药物治疗对胚胎发育的影响。

3. 无论孕周，经积极治疗仍失代偿或血流动力学不稳定时应终止妊娠。

（刘燕燕　严丽　冯玲）

参考文献

1. 中华医学会妇产科学分会产科学组. 妊娠合并心脏病的诊治专家共识 (2016). 中华妇产科杂志, 2016, 51 (6): 401-409.

2. 林建华. 妊娠合并心功能不全. 中华产科急救电子杂志, 2016, 5 (2): 65-69.

3. Regitz-Zagrosek V, Roos-Hesselink JW, Bauersachs J, et al. 2018 ESC Guidelines for the management of cardiovascular diseases during pregnancy. Eur Heart J, 2018, 39: 3165-3241.

4. Honigberg MC, Givertz MM. Peripartum cardiomyopathy. BMJ (Clinical research ed.), 2019, 364 (1): k5287.

5. Yancy CW, Jessup M, Bozkurt B, et al. 2017 ACC/AHA/HFSA Focused Update of the 2013 ACCF/AHA Guideline for the Management of Heart Failure: A Report of the American College of Cardiology/American Heart Association Task Force on Clinical Practice Guidelines and the Heart Failure Society of America. J Card Fail, 2017, 23: 628-651.

6. Ezekowitz JA, O'Meara E, McDonald MA, et al. 2017 Comprehensive Update of the Canadian Cardiovascular Society Guidelines for the Management of Heart Failure. Can J Cardiol, 2017, 33: 1342-1433.

7. 国家卫生计生委合理用药专家委员会, 中国药师协会. 心力衰竭合理用药指南（第2版）. 中国医学前沿杂志：电子版, 2019, 11 (7): 1-78.

8. Bates SM, Greer IA, Middeldorp S, et al. VTE, thrombophilia, antithrombotic therapy, and pregnancy: Antithrombotic therapy and prevention of thrombosis. 9th ed. American College of Chest Physicians evidence-based clinical practice guidelines. Chest, 2012, 141 (2 Suppl): 691-736.

9. 中华医学会麻醉学分会. 2017 版中国麻醉学指南与专家共识. 北京：人民卫生出版社, 2017.

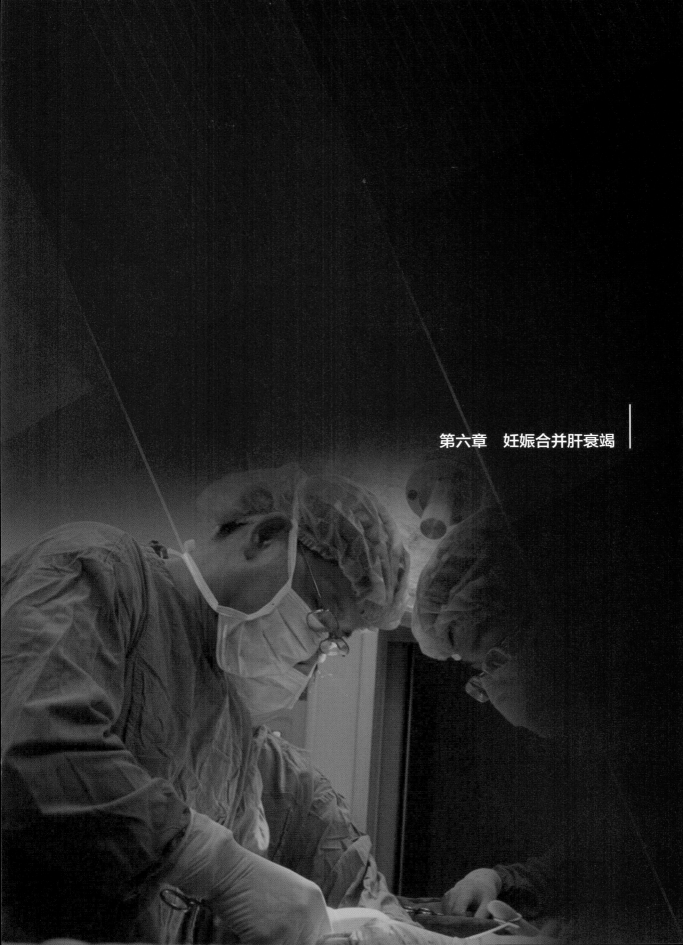

第六章　妊娠合并肝衰竭

妊娠合并肝衰竭（liver failure）是妊娠合并肝病中病情最重、处理最棘手的临床症候群。与非孕期肝衰竭相比，妊娠合并肝衰竭病情进展更加迅速且严重，母儿预后较差，在我国孕产妇死亡原因中排第6位。妊娠合并肝衰竭可影响多器官功能，各种并发症的发生率高，需要尽早启动多学科协作并采取积极临床干预。

一、背景

（一）肝衰竭的定义和分类

肝衰竭是多种因素引起的严重肝脏损害，导致合成、解毒、代谢和生物转化功能严重障碍或失代偿，出现以黄疸、凝血功能障碍、肝肾综合征、肝性脑病、腹水等为主要表现的一组临床症候群。根据病史、起病特点及病情进展速度，肝衰竭可分为四类：急性肝衰竭、亚急性肝衰竭、慢加急性（亚急性）肝衰竭和慢性肝衰竭（表 6-1）。

表 6-1　肝衰竭的分类和定义

分类	定义
急性肝衰竭	急性起病，无基础肝病史，2 周内出现以 II 度以上肝性脑病为特征的肝衰竭
亚急性肝衰竭	起病较急，无基础肝病史，2~26 周出现肝功能衰竭的临床表现
慢加急性（亚急性）肝衰竭	在慢性肝病基础上，短期内出现急性肝功能失代偿和肝功能衰竭的临床表现
慢性肝衰竭	在肝硬化基础上，缓慢出现肝功能进行性减退导致的以反复腹水和 / 或肝性脑病等为主要表现的慢性肝功能失代偿

（二）妊娠合并肝损害的常见类型及与肝衰竭的关系

妊娠合并肝衰竭的病因以病毒性肝炎（尤其乙型肝炎）为主，其次为妊娠期急性脂肪肝，其他原因导致的肝衰竭比较罕见。

1. 妊娠合并乙型病毒性肝炎　乙型肝炎病毒病原学检查阳性，通常病程较长、恢复慢。肝功能受损可表现为转氨酶和胆红素升高，凝血功能障碍，是导致肝衰竭的最常见原因。此类肝衰竭以慢加急性（亚急性）肝衰竭为主，预后较差。主要传播途径以母婴垂直传播为主，16 岁以内患儿感染乙肝病毒者 30%~90% 将成为慢性病毒携带者。

2. 妊娠期急性脂肪肝（acute fatty liver of pregnancy，AFLP）　多发于妊娠晚期，起病急骤，初期常有上腹部疼痛、恶心、呕吐等消化道症状，伴有严重凝血功能障碍，可迅速进展为急性肝衰竭。及时终止妊娠及后续的多学科综合治疗是抢救成功的关键,大部分患者可在 1 周左右病情趋于稳定并好转,尽早使用血浆置换可显著降低死亡率。

3. 药物性肝损害(drug-induced liver injury,DILI) 急性 DILI 的临床表现缺乏特异性,用药至发病的潜伏期差异很大,多数患者仅表现为肝脏生化指标不同程度的升高。约 6%~20% 的肝损害可持续 6 个月以上,转为慢性 DILI,表现为慢性肝炎、肝纤维化、代偿期或失代偿期肝硬化等,是导致肝衰竭的重要原因之一。DILI 临床诊断为排他性,及时停用可疑肝损伤药物是治疗的关键。

4. 妊娠期肝内胆汁淤积症(intrahepatic cholestasis of pregnancy,ICP) 以妊娠中晚期发生无皮损的瘙痒及胆汁酸升高为特点,是妊娠期特有的疾病。转氨酶可轻至中度升高,胆红素可正常或升高,血清病毒学检测阴性。临床症状及肝功能异常于分娩后数日或数周内迅速消失或恢复正常,处理及时则极少进入肝衰竭状态。

5. HELLP 综合征 是在妊娠期高血压疾病的基础上发生的,以肝酶升高、血管内溶血、血小板减少为特征的综合征,终止妊娠后病情可迅速好转,极少发生肝衰竭。

(三)肝衰竭对母儿的影响

1. 对母体的影响 各种原因导致的严重肝脏受损,表现为进行性黄疸加深、严重的消化道症状、广泛而严重的出血倾向及多器官功能障碍,常伴有难治性产后出血。妊娠合并中晚期肝衰竭,孕产妇死亡率可达 50% 以上。

2. 对围产儿的影响 肝衰竭时母体存在严重的代谢紊乱,可引起流产、早产、胎儿窘迫及死胎,新生儿窒息的发生率较高。妊娠合并病毒性肝炎时,病毒可垂直传播感染胎儿。围产期感染的婴儿免疫功能尚未完全发育,有相当一部分将转为慢性病毒携带状态,以后易发展为肝硬化或原发性肝癌。

二、病情评估

(一)肝衰竭的临床诊断和分期

肝衰竭的临床诊断和病情评估需要依据病因、病史、临床表现和辅助检查等综合分析。出现以下情况时考虑肝衰竭:①症状:极度乏力,严重的消化道症状;②黄疸:血清总胆红素 ≥ 171μmol/L(10mg/dl),或黄疸迅速加深,每日上升 ≥ 17.1μmol/L;③凝血功能障碍:有出血倾向,凝血酶原活动度(prothrombin activity,PTA)≤ 40% 或国际标准化比值(international normalized ratio,INR)≥ 1.5,且排除其他原因;④肝性脑病:早期表现为神经、精神改变,烦躁、谵妄,计算力与定向力障碍,抽搐、嗜睡,晚期可出现昏迷;⑤肝肾综合征:无原发肾病史,突然出现少尿、无尿、自发性氮质血症、高钾血症等急性肾衰竭表现;⑥肝脏缩小,出现肝臭气味,肝功能明显异常。其中②和③为诊断肝衰竭的必备条件,根据临床表现的严重程度,急性和慢加急性(亚急性)肝衰竭可分为四期(表 6-2)。需要注意的是,肝衰竭是肝损害连续加重的演变过程,各临床分期虽有明确的界限,但疾病的进展难以预测,对于未达到肝衰竭诊断标准的患者,仍须密切关注病情发展。

表 6-2　肝衰竭的分期标准

肝衰竭分期	诊断标准
前期	极度乏力,明显严重消化道症状;ALT 和 / 或 AST 大幅升高,85.5μmol/L ≤总胆红素 <171μmol/L 或每日上升 ≥ 17.1μmol/L;40%<PTA ≤ 50% 或 INR<1.5
早期	极度乏力,明显严重消化道症状;ALT 和 / 或 AST 大幅升高,总胆红素 ≥171μmol/L 或每日上升 ≥17.1μmol/L;30%<PTA ≤ 40% 或 INR<1.9;无并发症及其他肝外器官衰竭
中期	在肝衰竭早期表现基础上,病情进一步发展,ALT 和 / 或 AST 快速下降,总胆红素持续上升,出血表现明显(出血点或瘀斑),20%<PTA ≤ 30%(或 1.9 ≤ INR<2.6,伴有 1 项并发症和 / 或 1 个肝外器官功能衰竭)
晚期	中期表现基础上,PTA ≤ 20% 或 INR ≥ 2.6,并出现 2 个以上并发症和 / 或 2 个肝外器官功能衰竭

(二) 肝衰竭的预后评估

肝衰竭预后评估系统主要围绕病史、肝脏本身和肝外器官受损的严重程度,对疾病的转归进行全面的综合评估。目前仍缺乏妊娠期肝衰竭的预后评估系统,可参考非孕妇的肝衰竭评估模型。最常用的是终末期肝病模型(model for end-stage liver disease,MELD)及其基础上联合血清 Na^+ 的 MELD-Na 和 MELDNa 模型。MELD 评分 = $3.8 \times \ln [TBiL(mg/dl)] + 9.6 \times \ln [血肌酐(mg/dl)] + 11.2 \times \ln(INR) + 6.4 \times$ 病因学(胆汁淤积性或酒精性为 0,其他为 1)。MELD 的分数越高,预后越差。当 MELD 评分为 <10 分、10~20 分、20~30 分、30~40 分、≥ 40 分时,预期死亡率可分别约为 <1%、5%、25%、50% 及 90%。

妊娠合并肝衰竭不仅涉及母体本身的病理生理改变,还影响胎儿预后。使用肝衰竭评估模型预测疾病转归和指导临床干预时,应兼顾孕周及胎儿宫内状况,动态评估治疗效果及预后。

(1)MELD 评分 <20 分时,如保守治疗效果好,可根据孕周权衡继续妊娠或终止妊娠的风险。

(2)评分 20~30 分时,在积极保守治疗的同时反复评分,一旦病情进展应及时终止妊娠。

(3)评分 30~40 分时,应尽快终止妊娠,并行人工肝治疗。

(4)评分 >40 分时,需尽早启动肝移植。

三、妊娠合并肝衰竭的诊治流程

妊娠合并肝衰竭的原因复杂,症状不一,早期往往以肝损害为主。肝衰竭的治疗前提是明确诊断和寻找病因,采取相应的病因治疗和综合对症治疗措施,以防病情进展至多脏器衰竭。

妊娠合并肝损害一旦进展为肝衰竭,常出现一系列严重甚至致死性的并发症。因此,无论在诊断、治疗及抢救方面均需要多学科协作。如治疗及时有效,肝衰竭可进入相对稳定的平台期或逐渐好转,才能进一步降低孕产妇死亡率。

(一) 妊娠合并肝损害救治流程

妊娠合并肝损害救治流程,见图 6-1。

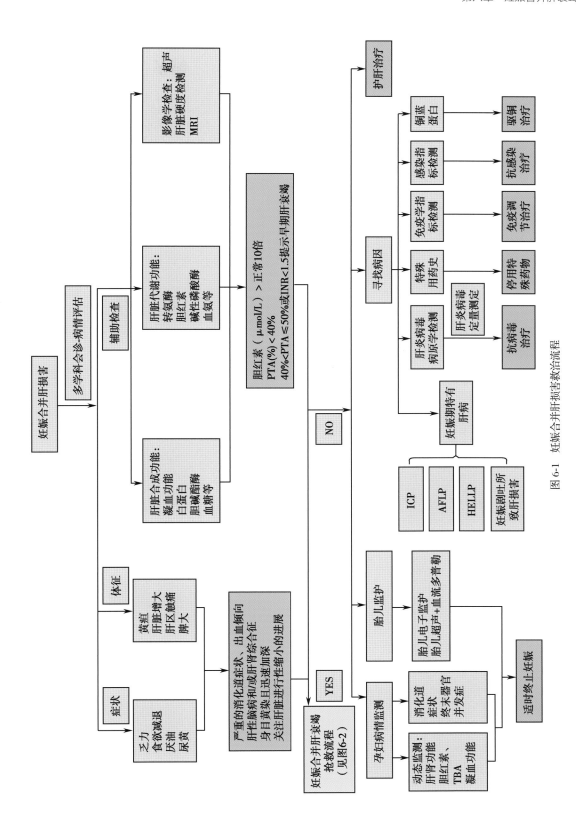

图 6-1　妊娠合并肝损害救治流程

（二）妊娠合并肝衰竭救治流程

妊娠合并肝衰竭救治流程，见图 6-2。

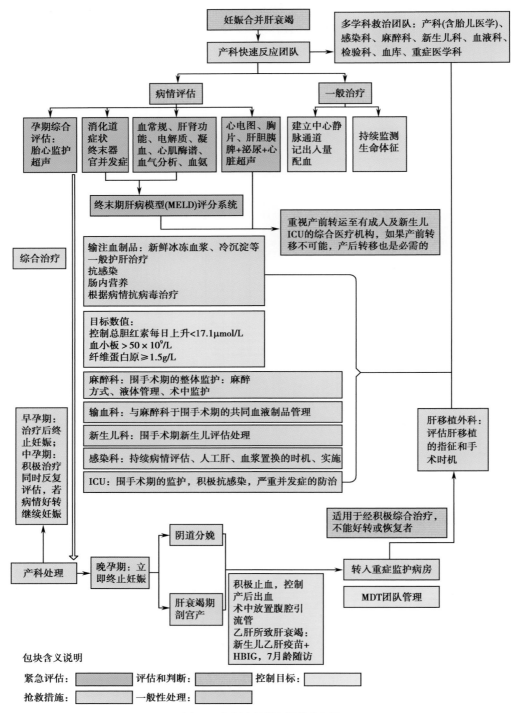

图 6-2 妊娠合并肝衰竭救治流程

(三) 妊娠合并肝损害及肝衰竭的治疗

在明确诊断和寻找病因的同时,兼顾胎儿宫内状况,积极治疗各种妊娠期肝病,防止病情进展至肝衰竭。目前肝衰竭的内科治疗尚缺乏特异性药物和手段。原则上强调早诊断、早治疗,动态评估病情,积极防治并发症。

1. 抗病毒治疗　乙型病毒性肝炎非活动期而 HBV DNA 高载量($\geq 1 \times 10^6$IU/ml)的孕妇,为阻断乙型肝炎病毒母婴传播,建议于妊娠 24~28 周开始抗病毒治疗。乙型病毒性肝炎活动期或肝硬化的孕妇,无论处于妊娠何期,均建议立即开始抗病毒治疗。抗病毒药物推荐替诺福韦(300mg/d)或替比夫定(600mg/d)。以治疗乙型肝炎为目的抗病毒治疗,疗程评价、治疗时间和停药时机需进行追踪评估,适时停药。以单纯阻断母婴传播为目的抗病毒治疗,于产后立即或至产后 3 个月停药。停药后需加强随访和监测肝肾功能和 HBV DNA 含量。

由乙肝病毒感染导致的肝衰竭且 HBV DNA 阳性的患者,无论 HBV DNA 载量高低,均建议立即使用抗病毒治疗,首选替诺福韦。尽早启动抗病毒治疗,快速降低 HBV DNA 水平是控制病情进展的关键;特别对于肝衰竭前、早和中期的患者,抗病毒治疗的效果相对较好。

2. 常见的护肝药物(表 6-3)

表 6-3　常用的护肝药物

药物分类	推荐药物
基础代谢类药物	各种水溶性维生素及辅酶类,如维生素 C、复合维生素 B(含维生素 B_1、维生素 B_2、维生素 B_6、烟酰胺、泛酸钙)、维生素 E 及辅酶 A(COA)、三磷酸腺苷
抗炎护肝药物	草甜素制剂:口服 2~3 片,t.i.d.;针剂 40~60ml/d,每日最大剂量限度为 100mg。醛固酮症患者、低钾血症患者禁用
肝细胞膜保护剂	多烯磷脂酰胆碱:口服 456mg,t.i.d.,一段时间后可减至 228mg,t.i.d.;针剂 5~10ml/d,严重病例 10~20ml/d
解毒保肝药物	①还原型谷胱苷肽(静脉 1.2g/d);②葡醛内酯(口服 0.1~0.2g,t.i.d.)
利胆护肝药物	①腺甘蛋氨酸:针剂 500~1 000mg/d,口服片剂 1 000mg,q.d.~b.i.d.;②熊去氧胆酸:口服 250mg,b.i.d.。严重肝功能不全和完全性胆道阻塞时禁用

3. 妊娠合并肝衰竭的产科处理　在病因治疗和内科综合治疗的基础上,兼顾孕周及胎儿状况的合理产科处理是改善母儿预后的关键。妊娠合并肝衰竭病情危重,在妊娠期肝病中处理最棘手,死亡率最高。首先,重视肝衰竭的前期症状,尽早将有肝衰竭倾向的患者转运至有救治条件的中心。其次,根据肝衰竭的不同病因,适时终止妊娠。如 AFLP 或 HELLP 综合征导致的肝衰竭,建议立即终止妊娠,如病情仍继续进展,需考虑人工肝和肝移植治疗。而病毒性肝炎导致的肝衰竭,则需根据孕周及病情进展权衡继续妊娠或终止妊娠的风险。

(1)早期妊娠:综合内科治疗,病情稍稳定后终止妊娠。

(2)中期妊娠:如发生流产或死胎,需纠正凝血功能障碍后终止妊娠;如胎儿状况稳定,在积极内科治疗的同时反复评估病情,一旦病情进展应及时终止妊娠。

(3)晚期妊娠:改善患者凝血功能的同时,及时终止妊娠有利于减轻母体肝脏负担并挽救胎儿。

(4)分娩方式:重视围手术期的多学科管理。阴道分娩适用于已临产且无难产风险的产妇,应尽量缩短产程并减少子宫与软产道损伤。阴道分娩风险较大时,应积极选择剖宫产分娩。剖宫产术建议气管内全身麻醉,取脐耻之间正中直切口,术中严密止血并积极预防产后出血,必要时切除子宫;使用大量生理盐水冲洗盆腹腔,放置腹腔引流管,腹壁丝线分层密闭缝合,预防腹壁肌肉损伤血肿发生以及腹水从伤口渗漏。产后转入重症监护病房,由多学科团队进行监护和治疗。

4. 辅助治疗

(1)预防感染:感染是妊娠合并肝病的严重并发症之一,应选择强效、广谱,且对肝、肾无损害的药物,最好根据病原学和药敏结果选用抗生素,同时注意防治真菌感染。

(2)肠内营养:肠内营养包括高碳水化合物、低脂、适量蛋白饮食。进食不足者,每日静脉补给热量、液体、维生素及微量元素。

(3)微生态调节治疗:肝衰竭患者存在肠道微生态失衡,益生菌减少,肠道有害菌增加,建议应用肠道微生态调节剂、乳果糖或拉克替醇,以减少肠道细菌易位或内毒素血症。

5. 血液制品的使用　血液制品主要用于妊娠合并严重肝功能受损出现凝血功能障碍患者的术前准备及治疗产后出血。常用的血制品包括新鲜冰冻血浆、冷沉淀、白蛋白、浓缩红细胞、血小板及凝血酶原复合物等。血制品使用的种类及剂量主要取决于实验室凝血指标、产后出血量及相关并发症。输注目标:血红蛋白浓度 >70g/L,血小板 >50×10^9/L,PT 或 APTT<1.5 倍正常对照值,INR<1.6。当 PT、APTT 或 INR 异常时,应至少输注新鲜冰冻血浆 400~600ml;当血浆纤维蛋白原 <1.5g/L 或产后大出血时,应尽早使用冷沉淀 ≥ 10U。当出现严重产后出血时,应启动大量输血方案,一般推荐浓缩红细胞、新鲜冰冻血浆及血小板三者的比例为 1:1:1,再根据凝血指标适时调整血制品的配比。

6. 人工肝支持系统(artificial liver support system,ALSS)　目前在围产期使用的 ALSS 主要是以血浆置换为基础的体外支持系统。妊娠合并肝衰竭时,建议尽早启动 ALSS 对患者的血浆进行处理、交换,模拟肝脏的解毒代谢功能,以帮助失代偿期的肝细胞再生赢得时间,直至肝功能恢复或等待肝移植机会。

血浆置换的应用应遵循个体化原则,使用指征为:①中枢神经系统障碍加重,如出现感知异常或昏迷;②持续的凝血功能障碍,需要持续输注大量的血浆、红细胞或冷沉淀;③严重的肾功能障碍导致水电解质紊乱;④心肺功能进行性下降;⑤持续的体液紊乱,包括大量腹水、水肿、少尿或无尿和/或体液超负荷,达到以上一项或一项以上情况时,即可实施血浆置换。

7. 肝移植　适应证主要包括各种原因所致的中晚期肝衰竭、经积极内科综合治疗或人工肝治疗效果欠佳,未能好转或恢复者和各种类型的终末型肝硬化。禁忌证主要包括难以控制的感染,合并严重的心、肺、脑、肾等重要器官功能性或器质性病变,肝脏恶性肿瘤等。

四、妊娠合并肝衰竭诊治团队模拟演练

病例1：32岁女性，孕2产1，因"停经32^{+5}周，乏力2周，身目黄染3天"由外院转入。乙肝携带病史5年，服用恩替卡韦抗病毒治疗1年，妊娠8周时自行停药。孕早期查HBsAg和HBeAg阳性，其余检查无异常。自觉乏力并进行性加重2周，伴食欲下降、厌油、全身皮肤及巩膜黄染及尿黄3天。肝功能：ALT 1 541U/L，AST 1 764U/L，TBIL 89μmol/L。体格检查：生命体征尚可，精神疲倦，全身皮肤黏膜黄染；腹软，无压痛，肝脾肋下未及；胎心正常。

场景1：入院处理。演练目的：提高认识。

1. 医生1（一线）和医生2（二线）

（1）询问病史、体格检查。

（2）核对门诊检查，初步评估病情后开医嘱。

（3）医患沟通：告知病情。

（4）辅助检查：通知超声科医生行床边胎儿超声及肝、胆、胰、脾、心脏和泌尿系超声检查；检验科立即执行各项检验；放射科行床边胸片检查；床边心电图检查，持续胎心监护。

2. 护士1和护士2

（1）入院初步处理。

（2）执行医嘱：抽血（血常规、血型、交叉配血、凝血、肝肾功能、病毒病原学）、尿常规、指尖血糖。

（3）开通静脉通道，记出入量。

场景2：入院结果提示慢加急性肝衰竭前期（乙型病毒性肝炎）。演练目的：组建多学科救治团队。

肝衰竭多学科救治团队（MTD）：医生1（一线）、医生2（二线）、医生3（三线）、医生4（产科主任）、护士1、护士2、感染科医生（二线/三线）、麻醉科医生（二线/三线）、外科ICU医生（二线/科主任）、新生儿科医生（二线/三线）、输血科（科主任）、检验科及医务科相关人员。

(一) 产科病房

1. 医生1（一线）、医生2（二线）和感染科医生

（1）判读检验结果（表6-1）；NST无反应型；胎儿超声未见异常，腹部超声提示慢性胆囊炎，其余超声无异常；胸片提示左下肺部炎症。

（2）汇报医生3（三线）和医生4（科主任），共同评估病情：MELD评分15.5分，考虑肝衰竭早期，病情进展迅速，32$^+$周胎儿胎监反应差，建议纠正凝血功能的同时尽早行子宫下段剖宫产术。

（3）医患沟通：告病重，签知情同意书。

(4)联系输血科:输新鲜冰冻血浆 600ml,备浓缩红细胞 8U,冷沉淀 10U。

(5)开医嘱:急查血气分析、心肌酶谱、血氨、生化。

2. 医生 3(三线)和医生 4(科主任) 通知医务科,启动肝衰竭多学科救治团队,根据妊娠合并肝衰竭的诊疗流程,共同制订个体化的术前准备、麻醉方式、手术方式、术中液体及血制品管理方案、围手术期的应急预案及术后的监护和治疗。

3. 护士 1 和护士 2 执行医嘱,做术前准备。

(二)手术室

1. 麻醉科医生及护士 气管内全麻,颈静脉置管,术中监护,液体管理,输注新鲜冰冻血浆,记尿量,血气分析。

2. 医生 1(一线)、医生 2(二线)和医生 3(三线) 上台行子宫下段剖宫产术,进腹后见少量黄色腹水,子宫表面明显黄染,手术过程顺利,娩出一活女婴,体重 2 200g,Apgar 评分 1 分钟 7 分(肤色、呼吸及肌张力各扣 1 分)、5 分钟 10 分,羊水量中,呈清亮黄色。胎盘送病理检查。术中出血 300ml,术中注意事项:

(1)取腹部纵切口,避免损伤腹部肌肉。

(2)子宫下段切口略高于膀胱腹膜反折,不下推膀胱。

(3)胎儿娩出后立即使用促宫缩药物,胎盘娩出后放置宫腔填塞球囊。

(4)两层缝合子宫切口:第一层简单连续全层缝合子宫肌层,第二层间断 U 形缝合子宫肌层外 1/2 深度,彻底止血,大量温盐水冲洗盆腹腔。

(5)放置盆腔引流管:注意避免损伤肌肉。

(6)使用丝线腹膜和筋膜间断 U 形密闭缝合。

(7)皮肤和皮下:间断全层缝合数针。

(三)外科 ICU 病房

1. 医生 1(一线)、医生 2(二线)、麻醉科医生及手术护士

(1)与外科 ICU 医生和护士交接病情及术后注意事项。

(2)与外科 ICU 医生共同开医嘱:复查抽血,持续术后监护,术后液体管理,记出入量,评估血浆置换的时机,药物治疗(促宫缩、抗感染、护肝、抗病毒及肠道管理、促肝细胞生长素等)。

2. 外科 ICU 医生和护士 执行医嘱,腹部压沙袋并使用腹带固定,持续评估病情,根据病情及时调整治疗方案,术后患者的血液指标改变见表 6-4。

3. MELD 评分逐步下降,病情稳定于术后第 5 天转产科病房,继续护肝、抗感染、抗病毒等处理,12 天后平稳出院。

(四)随访

患者出院 2 周复查肝肾功能、凝血均正常。

表 6-4　入院后患者的检验结果

项目	D1	D2	D3	D4	D5	D6	D7	D8	D12
肝肾功能									
AST（U/L）	1 428	746	216	99	71	65	48	44	46
ALT（U/L）	1 266	810	480	299	208	157	107	68	42
ALB（g/L）	30.1	28.6	30.1	30.3	33.4	36.7	32	32.6	35.4
TBILI（μmol/L）	183	160	120.6	125	126.1	131.9	101.5	69.3	52.6
CREAT（μmol/L）	47	65	66	63	61	54	53	54	61
凝血功能									
PT（s）	20.8	19.4	18.7	16.4	15.9	14.6	—	—	13.0
PT（%）	45	50	53	67	70	83	—	—	108
PT-INR	1.73	1.59	1.52	1.29	1.24	1.11	—	—	0.96
Fib（g/l）	2.90	2.82	2.73	2.77	3.10	3.78	—	—	3.60
血常规									
WBC（10^9/L）	5.52	7.53	5.97	5.84	—	—	—	4.53	5.99
HGB（g/L）	96	90	71	70	—	—	—	84	99
PLT（10^9/L）	66	62	58	57	—	—	—	74	101
MELD 评分	15.5	17.1	15.7	13.6	12.8	10.6			6.65
HBV-DNA（U/L）	1.46×10^8								

病例 2：28 岁女性，孕 2 产 0，因"顺产后大量阴道流血伴凝血功能异常 2 小时"由外院转入。孕期外院定期产检，未发现异常。因"孕 36^{+6} 周，阵发性下腹痛"于外院实施镇痛分娩，会阴侧切，顺产一早产活男婴，体重 2 600g，羊水清，总产程 7 小时。胎儿胎盘娩出后阴道流血约 500ml，予促宫缩治疗及会阴侧切缝合后，仍有活动性阴道流血，估计共出血 1 500ml。入院时检验结果提示肝功能及凝血功能异常。查体：BP 92/54mmHg，P 116 次 /min，神清，皮肤黏膜苍白；宫底平脐，按压子宫有活动性阴道流血，阴道侧壁可见一个 10cm×12cm 的血肿。

场景 3：入院处理。演练目的：产科快速处置。

(一) 产科病房

1. 医生 1（一线）和医生 2（二线）

（1）监护，询问病史及查体。

(2)初步评估病情,考虑肝衰竭中期,MELD 评分 36 分,死亡率高,立刻汇报医生 3(三线)及医生 4(产科主任),即刻启动肝衰竭救治团队,共同进行围手术期管理并做好大量输血方案,尽快转入手术室行血肿清除及止血处理。

(3)医患沟通:告病重,签知情同意书。

(4)开医嘱:交叉配血、抽血、血气分析、促宫缩药物、预防感染。

2. 护士 1 和护士 2

(1)入院初步处理。

(2)执行医嘱:即刻开通静脉通道、抽血(血常规、血型、交叉配血、凝血、肝肾功能、肝炎病毒病原学)、尿常规、指尖血糖、停留尿管。

(二) 手术室

1. 麻醉科医生及护士　气管全麻,颈静脉穿刺,术中监护,液体管理,输注新鲜冰冻血浆、浓缩 RBC、冷沉淀及血小板,记出入量,血气分析,定时复查血常规、肝肾功及凝血。

2. 超声科医生　子宫、肝、胆、胰、脾及泌尿系超声检查,术中超声引导。

3. 医生 1(一线)、医生 2(二线)、医生 3(三线)和医生 4(产科主任)

(1)立即行阴道壁血肿清除术 + 子宫填塞球囊放置 + 阴道球囊及方纱混合填塞 + 会阴加压固定术,阴道壁血肿约 800ml,术中出血 2 500ml。

(2)根据检验结果反复评估病情,及时调整血制品输注方案。

(三) 外科 ICU 病房

1. 产科医生、麻醉科医生与外科 ICU 医生和护士

(1)交接病情及术后注意事项。

(2)共同开医嘱:持续术后监护,术后液体管理,继续输注新鲜冰冻血浆、浓缩 RBC、冷沉淀、白蛋白及血小板,记出入量及阴道流血量,即刻进行血浆置换,药物治疗(促宫缩、抗感染、护肝及肠道管理等)。

(3)定期复查抽血,持续评估病情,及时调整治疗方案。

2. 第 2 天患者出现少尿。

(1)间断少量阴道流血,术后 24 小时总出血量 530ml。

(2)床边超声:宫腔及阴道内球囊位置正常,宫腔及阴道内无积液。

(3)继续血浆置换及血液透析,输注冷沉淀及血小板,促宫缩、护肝,胃肠道微生态调节,抗感染等对症治疗。

3. 第 3~7 天患者出现昏迷,偶发全身抽搐,全身水肿。

(1)术后 MELD 评分波动在 27~28 分。

(2)腹部 CT:弥漫性脂肪肝;胸部 CT:双肺下叶渗出、实变,双侧少量胸腔积液;头颅 CT:左侧额叶脑沟蛛

网膜下腔出血，右侧枕叶梗死灶。

（3）治疗方案：营养脑神经、脱水；继续血浆置换及血液透析；持续评估病情，及时调整治疗方案。

4. 第 8 天患者意识清醒，复查抽血指标明显好转（表 6-5），MELD 评分 18 分。

表 6-5　入院前后患者的检验结果

项目	D1 外院	入院 D1	D1 术中	D1 术后	D2	D3	D8	D20
肝肾功能								
AST（U/L）	129	49	82	57	35	35	66	98
ALT（U/L）	71	26	29	22	13	11	37	74
ALB（g/L）	31	24.5	31.2	22.9	33.3	36.1	37.7	39.9
TBILI（μmol/L）	147.5	61.7	134.8	88.3	117.1	157.8	151.4	49.6
CREAT（μmol/L）	168	187	354	226	218	149	100	42
尿酸（μmol/L）	712	662	—		334	155	257	388
凝血功能								
PT（s）	19	26.3	25.2	21.8	19.4	24.1	15.6	13.9
PT（%）	37.9	32.0	34	42	50	36	74	92
PT-INR	3.9	2.37	2,24	1.86	1.61	2.12	1.21	1.05
Fib（g/l）	2.0	0.61	1.06	2.17	167	1.52	1.58	3.76
血常规								
WBC（10⁹/L）	12.0	18.26	23.43	25.75	14.12	17.72	16.38	5.43
HGB（g/L）	138	61	71	68	109	87	79	92
PLT（10⁹/L）	115	65	43	31	29	13	101	707
MELD 评分	36.0	28.1	36.6	28.6	27.7	28.3	18.0	3.8

（四）产科病房

第 10 天患者转入普通病房，第 20 天出院。门诊随诊。

五、妊娠合并衰竭的诊治思维

1. 妊娠合并肝损害的患者，建议尽早转诊至有救治条件的医疗机构。

2. 妊娠合并乙肝病毒携带者，应定期复查肝功能、HBV DNA 定量及肝胆彩超，注意患者的自觉症状，并做好围产期的母婴阻断工作;妊娠期病毒高载量时或出现活动性肝炎,应积极尽早给予抗病毒治疗。

3. 妊娠合并肝损害的患者,在对症治疗的同时应积极寻找病因,持续评估病情,适时终止妊娠,以防进展至肝衰竭。

4. 妊娠合并肝衰竭的患者预后差,应早期发现肝衰竭的前驱症状,控制病情进展;同时尽快启动多学科协作救治团队,动态评估病情和诊疗方案,积极使用人工肝,可明显降低严重并发症及死亡率。

(侯红瑛　韩振艳　张 媛　周 瑾　高 倩　崔金辉　崇雨田)

参考文献

1. 中华医学会感染病学分会肝衰竭与人工肝学组,中华医学会肝病学分会重型肝病与人工肝学组.肝衰竭诊疗指南.中华肝脏病杂志,2019, 27 (1): 18-26.

2. Terrault NA, Lok ASF, McMahon BJ, et al. Update on prevention, diagnosis, and treatment of chronic hepatitis B: AASLD 2018 hepatitis B guidance. Hepatology, 2018, 67 (4): 1560-1599.

3. 中华医学会肝病学分会,中国乙型肝炎病毒母婴传播防治指南(2019 年版).中华传染病杂志, 2019, 37 (7): 388-396.

4. Joy Liu, Tara T, Ghaziani T, et al. Acute Fatty Liver Disease of Pregnancy: Updates in Pathogenesis, Diagnosis, and Management. The American Journal of Gastroenterology, 2017, 112 (6): 838-846.

5. Kamath PS, Kim WR. Advanced Liver Disease Study Group. The model for end-stage liver disease (MELD). Hepatology, 2007, 45 (3): 797-805.

6. Murali AR, Devarbhavi H, Venkatachala PR, et al. Factors that predict 1-month mortality in patients with pregnancy-specific liver disease. ClinGastroenterol Hepatol. 2014, 12 (1): 109-113.

7. 周鹏志,陈雅莹.妊娠合并肝脏疾病的常用药物评价.中华产科急救电子杂志,2014, 8 (3): 186-189.

8. 侯红瑛.血浆置换在妊娠期急性脂肪肝中的应用.中华产科急救电子杂志,2014, 3 (3): 180-182.

9. 中华医学会感染病学分会肝衰竭与人工肝学组.非生物型人工肝治疗肝衰竭指南(2016 年版).中华临床感染病杂志,2016, 9 (2): 97-103.

10. Zhang Y, Li L. State of the art-Artificial liver in China. Artif Organs, 2019, 43 (4): 336-341.

11. 李华,杨扬.肝移植治疗妊娠期急性肝功能衰竭.中华产科急救电子杂志,2014, 3 (3): 176-179.

12. Kushner T, Tholey D, Dodge J, et al. Outcomes of liver transplantation for acute fatty liver disease of pregnancy. Am J Transplant, 2019, 19 (7): 2101-2107.

第七章　妊娠期及产褥期脓毒症、脓毒症休克妊娠期及产褥期脓毒症（sepsis）、脓毒症休克（septic shock）是孕产妇死亡的四大原因之一。妊娠期和产后的正常生理变化可能掩盖早期的脓毒症症状，因此，加强妊娠期产褥期感染的预测、预防，及时启动正确的诊断、治疗及抢救（必要时转诊），是降低孕产妇因脓毒症和脓毒症休克死亡的有效措施。

一、背景

妊娠期及产褥期脓毒症、脓毒症休克是感染导致的生理性、病理性和生物化学性的异常综合征。过去 sepsis 在我国曾被译为"败血症"，2007 年中华医学会重症医学分会发布的《成人严重感染和感染性休克血流动力学监测和治疗指南》将 sepsis 定为"全身严重感染"。随着基础和临床研究的深入，中华医学会重症医学分会发布的《成人严重脓毒症／脓毒症休克治疗指南（2014）》，将 sepsis 翻译为"脓毒症"。

（一）定义

1. 脓毒症的定义　是宿主对感染反应失调导致的危及生命的器官功能障碍，根据序贯器官功能衰竭评分（sequential organ failure assessment，SOFA）≥ 2 分诊断为脓毒症（表 7-1）。需要注意的是：发热不是诊断脓毒症的必要条件，脓毒症的定义更强调器官功能障碍而非感染症状。

表 7-1　序贯器官功能衰竭评分表

系统	参数	0	1	2	3	4
神经	GCS	15	13~14	10~12	6~9	<6
呼吸	PaO_2/FiO_2	≥ 400	<400	<300	<200	<100
心血管	MAP	≥ 70	<70	DA ≤ 5 或任何剂量 Dobu	DA>5，EPI 或 NE ≤ 0.1	DA>15，EPI 或 NE>0.1
肝脏	胆红素	<20	20~32	33~101	102~204	>204
肾脏	肌酐 尿量	<110 ≥ 500	110~170	171~299	300~440 <500	>440 <200
血液	血小板	≥ 150	<150	<100	<50	<20

MAP，平均动脉压 =（收缩压 +2× 舒张压）/3，也可以表示为舒张压 +1/3 脉压；

GCS，格拉斯哥昏迷量表评分；PaO_2，氧分压；FiO_2，吸氧浓度；MAP，平均动脉压；

DA，多巴胺；Dobu，多巴酚丁胺；NE，去甲肾上腺素；EPI，肾上腺素；

上述儿茶酚胺类药物的给药剂量单位为 μg/(kg·min)。

2. 脓毒症休克的定义　是在脓毒症的基础上出现血流动力学改变、细胞和代谢紊乱等表现。诊断标准：脓毒症患者出现持续性低血压，在充分容量复苏后仍需要升压药物维持平均动脉压（mean arterial pressure，MAP）≥ 65mmHg、血清乳酸水平 >2mmol/L。快速 SOFA 评分（qSOFA）≥ 2 分（表 7-2）。

表 7-2　快速 SOFA 评分

参数	评分	
	0	1
收缩压	≥ 100mmHg	<100mmHg
呼吸频率	<22 次 /min	≥ 22 次 /min
精神状态	正常（思维活跃，对答切题）	不正常

脓毒症和脓毒症休克应被视为急危重症，即医疗紧急事件，一旦疑诊或确诊应立即启动院内多学科团队（multidisciplinary team，MDT）抢救，仔细检查患者器官功能障碍状况，迅速启动相关治疗，并将患者转至重症监护病房（intensive care unit，ICU）。

（二）妊娠期特有的生理变化

正常妊娠是一种血浆容量增加、心输出量增加和外周血管舒张的状态，正常怀孕期间可以出现一定程度的心动过速或白细胞增多，此时应注意鉴别诊断，不需干预。

妊娠正常生理变化可能掩盖脓毒症的早期症状。由于胎心率是妊娠妇女特有的器官灌注"监测器"，因此，任何由母体感染引起的血流动力学不稳定都会导致胎儿胎盘灌注受损，出现胎心监护的异常。

（三）脓毒症的感染源

脓毒症的感染源分为产科因素和非产科因素两大类。妊娠本身即可成为脓毒症的危险因素，可分为产前、产时和产后三类。产前脓毒症最常见的感染源是非产科因素，产时和产后脓毒症的感染源多为产科因素（表 7-3）。约 30% 的病例中，没有发现明确的感染源。

1. 产前因素　包括初产、低收入、很少或根本没有产前保健、营养不良（包括肥胖）、贫血、糖尿病、慢性高血压等。

2. 产时因素　包括产程活跃期延长、胎膜破裂时间过长、宫口开全时阴道检查次数过多（>5 次）、使用产钳或负压吸引等，在分娩期间发生脓毒症的最重要的危险因素是紧急剖宫产。

3. 产后因素　包括胎盘残留、乳腺炎等有关的产科并发症，及多种慢性并发疾病，包括慢性肾脏疾病、慢性肝病和充血性心力衰竭等。脓毒症患者的产科并发症发生率比未患脓毒症的孕产妇增加了 10 倍以上，肥胖是妊娠脓毒症的独立危险因素。文献报道，63% 的死亡脓毒症孕产妇存在不恰当医疗处理，主要与产科对脓毒症的认识或管理滞后相关。

表 7-3　脓毒症的常见感染源

种类	产前	产后
产科因素	脓毒性流产	子宫内膜炎
	绒毛膜羊膜炎	伤口感染
非产科因素	尿路感染	尿路感染
	肺炎	肺炎
	阑尾炎	胃肠炎

(四) 疾病的早期识别与诊断

1. 脓毒症器官损伤　脓毒症是由于宿主对感染的反应失调而导致的器官损伤,实际上任何器官系统都会受到影响。脓毒症产生的过度炎症反应引起白蛋白和体液外渗,导致血管内低血容量(表 7-4)。

表 7-4　脓毒症所致器官损伤

系统	临床特点
中枢神经系统	精神状态改变
心血管系统	血管扩张和第三间隙渗漏引起的低血压、心肌功能障碍
呼吸系统	急性呼吸窘迫综合征
胃肠道系统	麻痹性肠梗阻
肝脏系统	肝衰竭或转氨酶异常
泌尿系统	少尿或急性肾损伤
血液系统	血小板减少或弥散性血管内凝血
内分泌系统	肾上腺功能障碍和胰岛素抵抗增加

第三间隙:包括腹腔(腹水)、胸腔(胸腔积液)、肠腔内间隙、滑膜、脑脊液及眼球前房。

2. 产科改良快速 SOFA 评分　2017 年国际上提出了产科改良快速 SOFA 评分(omqSOFA score),特点为仅包括收缩压 ≤ 90mmhg、呼吸频率 >25 次 /min 和精神状态改变三项(表 7-5),该评分可在床旁快速诊断,不需要等待实验室检查结果,分值 ≥ 2 分时考虑脓毒症诊断,启动抢救流程。

3. 产科改良 SOFA 评分　根据妊娠期代谢特点,将肌酐水平的截断值调整为 <90mmol/L(1.02mg/dl),修改形成产科改良 SOFA 评分(obstetrically modified SOFA score,omSOFA score),此评分是临床表现结合实验室检查更为准确,分值 ≥ 2 分时考虑脓毒症诊断(表 7-6)。

表 7-5 产科改良快速 SOFA 评分

参数	评分	
	0	1
收缩压	≥ 90mmHg	<90mmHg
呼吸频率	<25 次 /min	≥ 25 次 /min
精神状态	正常（思维活跃,对答切题）	不正常

表 7-6 产科改良 SOFA 评分

参数	评分		
	0	1	2
氧合指数	>400	300~400	<300
血小板计数（× 10^9/L）	>150	100~150	<100
总胆红素（μmol/L）	<20	20~32	>32
平均动脉压（mmHg）	≥ 70	<70	需使用血管升压药
中枢神经系统	清醒	对声音有反应	对疼痛有反应
肌酐（μmol/L）	<90	90~120	>120

氧合指数（oxygenation index,OI）是指动脉氧分压（PaO_2）除以吸入氧浓度（FiO_2）所得到的百分比,OI=PaO_2/FiO_2。

二、脓毒症及脓毒症休克的诊治流程

(一) 相关检查及诊断流程

1. 脓毒症、脓毒症休克相关检查及临床意义（表 7-7）

（1）患者神志、血压、心率、呼吸、体温等生命体征监测,有条件的医院还可开展中心静脉压、有创动脉血压等监测。

（2）出入量监测。

（3）实验室检查:血培养、血气分析、乳酸、血尿常规、凝血常规、D- 二聚体、肝肾功能、电解质、降钙素原、血栓弹力图（有条件的医院可开展）。

（4）胎心监护、胎儿彩超、盆腔彩超。

（5）影像学检查:寻找可疑感染部位。

表 7-7　怀疑有感染的患者进行的辅助检查及参考值范围

辅助检查	产科参考值范围
血培养 　　最好在使用抗生素治疗前。但是不能因为血培养推迟抗生素使用;从不同部位抽取两套血液标本:血培养血液标本应抽取静脉血	
其他培养 　　尽可能早的送检培养,如:尿常规、培养和药敏;切口、胎盘拭子;羊水培养;痰培养;鼻、咽部拭子;脑脊液培养;阴道分泌物培养;粪便培养等	
动脉血气	PaO_2: 早孕 93~100mmHg;中孕 90~98mmHg;晚孕 92~107mmHg $PaCO_2$: 25~33mmHg;pH: 7.4~7.47;HCO_3^-: 16~22mmol/L
乳酸 　　脓毒症患者的乳酸增高与组织灌流不足有关;乳酸 >2mmol/L 与妊娠死亡率增加有关;标本采样点不影响血清乳酸含量(不管动脉、静脉、毛细血管)	
全血计数	白细胞计数:(6~17)×10^9/L,可在分娩后立即增加到(9~15)×10/L
凝血功能	参考成人正常参考值
肌酐 　　肌酐升高时严重脓毒症的征兆	早孕 35~62μmol/L;中孕 35~71μmol/L;晚孕 35~80 μmol/L
肝功能 　　如果脓毒症来源于肝脏疾病或肝周感染,则可能升高。也可能是由于脓毒症休克影响肝脏血流和肝脏代谢	天冬氨酸转氨酸(AST)3~33U/L;丙氨酸转氨酶(ALT)2~33U/L,碱性磷酸酶 17~229U/L,γ-谷氨酰转移酶 2~26U/L,总胆红素 1.7~19μmol/L
胎心监护、胎儿超声	不可靠的胎心监护(Ⅱ类图形)提示可能存在胎盘灌注不足,可能反映母体器官灌注不足或宫内感染
影像学检查	寻找可疑感染部位

　　PaO_2,氧分压;$PaCO_2$,二氧化碳分压;pH,酸碱度;HCO_3^-,碳酸氢根离子。

2. 脓毒症及脓毒症休克的临床诊断流程（图 7-1）

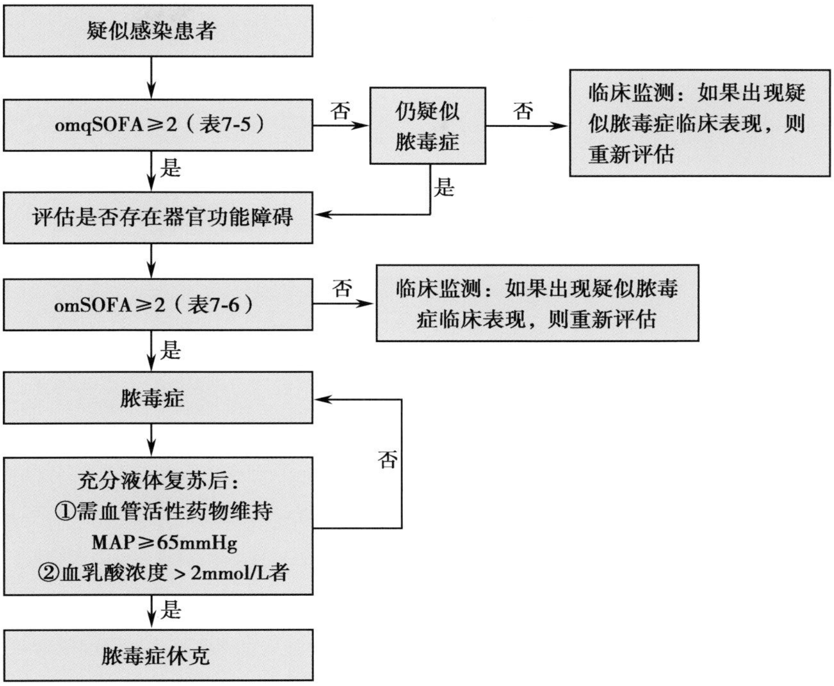

图 7-1　脓毒症及脓毒症休克的临床诊断流程

（二）脓毒症的"1 小时集束化治疗"——"黄金 1 小时"

当孕产妇出现器官功能障碍时，应高度怀疑脓毒症。如果病史或体格检查支持脓毒症诊断，立即开始以下处理，并在 1 小时内完成，即：一培、二测、三抗、四干预、五流程。

1. 培养　取血、痰、尿、羊水、阴道分泌物等进行微生物培养。

2. 测定　血清乳酸水平测定。

3. 抗生素治疗　对怀疑脓毒症的孕产妇在诊断后 1 小时内给予经验性广谱抗生素治疗，初始治疗覆盖范围应包括厌氧/需氧革兰氏阳性菌和革兰氏阴性菌。使用抗生素时间每推迟 1 小时，孕产妇病死率就会增加 8%。抗生素使用的推荐意见：

（1）抗生素常规使用 7~10 天。

（2）一旦有明确的病原学依据，应及时降阶梯治疗或选用敏感抗生素治疗。

（3）降钙素原可用于辅助降阶梯和停药方案决策。

表 7-8 为妊娠期产褥期脓毒症常见的感染原因，表 7-9 总结了孕产妇常见感染的经验性抗生素选择。

4. 干预　成功的外科干预是处理妊娠期和产褥期多种感染的关键。

（1）局部引流、清创和切除感染病灶。如有条件，选择微创方式清除病灶，但发生坏死性软组织感染时需要广泛清创。

表 7-8　妊娠期产褥期脓毒症的感染原因

感染原因	病原体
细菌	A 族乙型溶血性链球菌、大肠埃希菌、B 族链球菌、肺炎克雷伯杆菌、金黄色葡萄球菌、肺炎链球菌、奇异变形杆菌、厌氧菌
病毒	流感病毒、水痘 - 带状疱疹病毒、单纯疱疹病毒、巨细胞病毒

表 7-9　妊娠合并脓毒症的广谱抗生素经验性用药

感染分类	推荐抗生素
社区获得性肺炎	头孢噻肟(1~2g/12h)、头孢曲松(1~2g/d),或者氨苄西林(1.5~3g/6h)加阿奇霉素(首日 500mg,随后 250mg/d),克拉霉素(1 000mg/d)或红霉素(1 000mg/d)
医院获得性肺炎	低风险患者可以用哌拉西林他唑巴坦(4.5g/6~8h)、美罗培南(1~2g/8h)、亚胺培南(500mg/6h)或头孢吡肟(2g/8h)
	高死亡率患者可能需要对耐甲氧西林金黄色葡萄球菌和铜绿假单胞菌双覆盖(β 内酰胺加氨基糖苷或喹诺酮类)进行经验性治疗。耐甲氧西林金黄色葡萄球菌治疗方案:万古霉素[15mg/(kg·12h),基于级别调整]或利奈唑啉(600mg/12h);铜绿假单胞菌治疗方案:哌拉西林他唑巴坦(4.5g/6h)
绒毛膜羊膜炎	氨苄西林加庆大霉素。如需剖宫产,可联合抗厌氧菌的克林霉素或甲硝唑(奥硝唑)
子宫内膜炎	氨苄西林、庆大霉素和甲硝唑(奥硝唑)或克林霉素
尿道感染	庆大霉素联合氨苄西林
	或用碳青霉烯或哌拉西林他唑巴坦(4.5g/6h)单药治疗
腹部感染	头孢曲松、头孢噻肟、头孢他啶(2g/8h)或头孢吡肟(2g/8h)联合甲硝唑
	复杂的病例可能需要用碳青霉烯或哌拉西林他唑巴坦(4.5g/6h)单药治疗
皮肤和软组织(坏死)	万古霉素[15mg/(kg·12h),基于级别调整]联合哌拉西林他唑巴坦(4.5g/6h)
	如果出现 A 组链球菌或产气荚膜梭菌,使用青霉素 G 联合克林霉素

注意:①抗生素的使用种类、方式、剂量等需结合当地抗生素使用情况进行选择;②抗生素的使用种类、方式、剂量等需根据患者的临床症状、肝肾功能等进行调整。

(2)对合并泌尿道梗阻的肾盂肾炎患者,输尿管梗阻相关感染时可选择双 J 输尿管支架引流。

(3)妊娠期腹盆腔感染,如阑尾炎、胆囊炎、肠管穿孔及腹盆腔脓肿,均可应用微创技术进行诊断、采集标本和治疗。

(4)胎盘植入原位保留的产妇,一旦出现无法控制的感染应切除子宫。

5. 流程　脓毒症及脓毒症休克的处理流程,见图 7-2。

6. 病毒性脓毒症或流感的治疗

(1)出现以下情况之一者,按重型流感处理

1)体温 >39℃,持续高热 >3 天,伴有明显全身毒血症状;

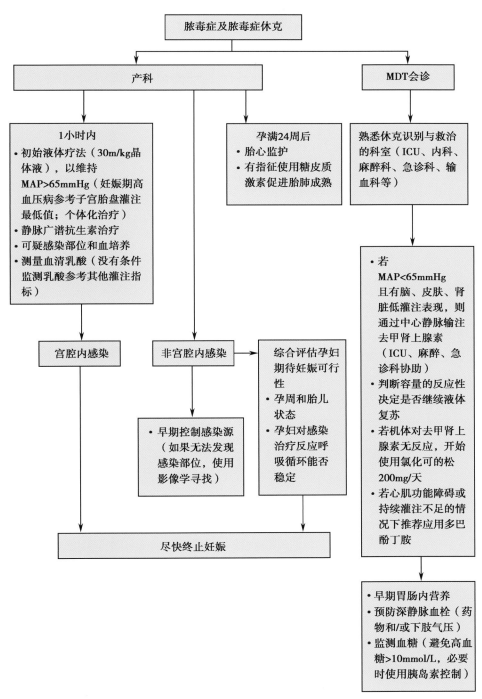

图 7-2　脓毒症及脓毒症休克的处理流程

2）剧烈咳嗽,咳脓痰、血痰,或胸痛;

3）呼吸频率快,呼吸困难,口唇发绀;

4）合并肺炎或影像学检查有肺炎征象;

5）严重呕吐、腹泻,出现脱水表现;

6）神志改变:反应迟钝、嗜睡、躁动、惊厥等;

7）CK、CK-MB(肌酸激酶同工酶)等心肌酶谱明显增高或心电图明显改变;

8）原有基础疾病明显加重;

9）妊娠异常变化:胎动减少、异常宫缩或腹部绞痛、阴道流血。

(2）出现以下情况之一者为危重病例,按危重型流感处理

1）呼吸衰竭;

2）急性坏死性脑病;

3）脓毒症休克;

4）多器官功能不全;

5）出现其他需进行监护治疗的严重临床情况。

重症病例的治疗原则:积极治疗原发病,防治并发症,并进行有效的器官功能支持。如出现低氧血症或呼吸衰竭,应及时给予相应的治疗措施,包括氧疗或机械通气等;合并休克时给予相应抗休克治疗;出现其他器官功能损害时,给予相应支持治疗;出现继发感染时,给予相应抗感染治疗。

危重病例的产科处理:强调个体化治疗,根据孕周、病情严重程度、并发症等情况决定分娩时机和分娩方式。胎儿为有生机儿,应结合当地新生儿救治水平,可考虑终止妊娠;其他终止妊娠的情况包括早产临产或其他产科指征。

接种流感疫苗是预防流感最有效的手段,可以显著降低接种者罹患流感和发生严重并发症的风险。推荐孕妇和慢性病患者每年接种流感疫苗。药物预防不能代替疫苗接种,只能作为没有接种疫苗或接种疫苗后尚未获得免疫能力的重症流感高危人群的紧急临时预防措施。

预防用药推荐使用奥司他韦等神经氨酸酶抑制剂。在体内外灌注研究中,神经氨酸酶抑制剂胎盘屏障透过率较低,估计为母体浓度的 1%~14%。孕妇早期接受抗病毒治疗(开始时间 <2 天)可减少约 84% 的 ICU 入住率。奥司他韦(治疗剂量:75mg,每日 2 次口服,共 5 天)是妊娠期首选药。重症患者疗程可适当延长。肾功能不全者要根据肾功能调整剂量。

诊治疑似或确诊流感孕产妇时,应严格执行感染预防标准。使用隔离待产室、分娩室或专用手术间,使用后终末消毒。孕产妇和新生儿暂时隔离,降低新生儿感染的风险。

解除母婴隔离需要达到以下 3 个标准:流感产妇服用抗病毒药物 48 小时后;不使用退热药物,24 小时无发热;无咳嗽、咳痰。

病毒性流感的诊治流程见图 7-3。

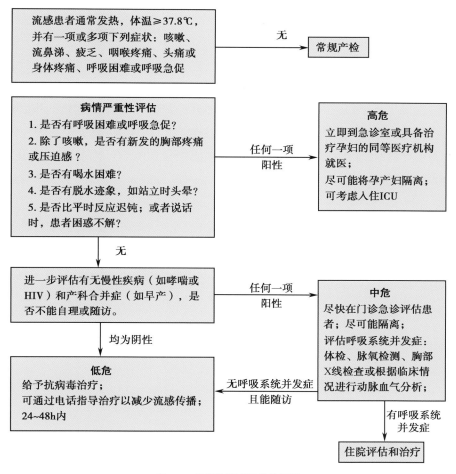

图 7-3 病毒性流感的诊治流程

(三)液体复苏——"拯救脓毒症行动"

"拯救脓毒症行动(The Surviving Sepsis Campaign,SSC)":液体复苏是脓毒症治疗的关键。发热、静脉扩张和毛细血管渗漏均可导致脓毒症患者血容量相对不足,应尽早给予 1~2L 晶体液进行液体复苏。

在最初的液体复苏后,进一步的液体治疗应以动态的前负荷测量为指导。

推荐液体复苏的初始剂量为 30ml/kg 晶体液,由于患者的渗透压低,大量输液可增加肺水肿风险。大约 50% 的脓毒症低血压对输液有反应(输液后心输出量增加 10%~15%),对输液无反应者,大量输液可能使液体积聚在第三间隙,因左心室壁水肿导致左室舒张功能障碍,同时出现肺水肿、脑水肿、肠水肿伴腹内压增高,导致死亡率增高,应尽快使用血管活性药物。脓毒症患者治疗后期采取液体负平衡。

快速补液试验:

• 通过快速输入液体(250~500ml)来确定心输出量是否增加;如果在这种干预后心输出量增加,同时意识恢复正常,末梢循环改善,尿量增加,子宫、胎盘灌注改善,则可能需要进一步输入液体。

- 被动抬腿试验在妊娠晚期可能不起作用,不应用于指导治疗。床边彩超测量随呼吸运动而变化的下腔静脉的直径,不适用于基层。

(四)血管升压药物或强心药物的治疗

1. 去甲肾上腺素　血管升压药的作用主要是抑制病理性扩张的体循环以维持灌注。当妊娠期及产后脓毒症患者进行液体复苏后仍出现持续性低血压和/或低灌注情况时,建议把去甲肾上腺素作为一线升压药。去甲肾上腺素常用于剖宫产时局部麻醉维持血压,比多巴胺有更好的血流动力学特征和更少的不良事件发生率。

低剂量去甲肾上腺素对胎儿是安全的,用量为 $0.02\sim0.2\mu g/(kg\cdot min)$,可兴奋 α 受体,有很强的收缩血管作用,升压效果好,是液体复苏无效时的首选用药。

2. 多巴酚丁胺　用于低血压复苏,增加心输出量,而不是血管升压药。在心肌功能障碍或持续灌注不足的情况下,尽管有液体复苏和血管升压药治疗,仍推荐应用多巴酚丁胺。多巴酚丁胺剂量范围是 $2\sim20\mu g/(kg\cdot min)$,常用剂量 $<10\mu g/(kg\cdot min)$,可增加心肌收缩力、心排血量,降低毛细血管楔压。

(五)糖皮质激素——抑制免疫应答、抗感染、抗休克

由于脓毒症可能导致肾上腺功能衰竭,对于应用升压药不能维持血流动力学稳定的患者,可以考虑静脉使用氢化可的松,每天 200~300mg。

(六)血糖控制

对于脓毒症患者,推荐每 1 ~ 2 小时监测一次血糖,连续两次测定血糖 >10mmol/L 时启用胰岛素治疗,目标血糖为 ≤ 10mmol/L。

(七)输血

只有在患者血红蛋白低于 70g/L,且排除心肌缺血、严重低氧血症或急性出血等情况时才可输注红细胞。对无出血或无计划进行有创操作的脓毒症患者,不建议预防性输注新鲜冰冻血浆。对于血小板计数 $<10\times10^9/L$ 且无明显出血征象,或 $<20\times10^9/L$,同时存在高出血风险的患者,建议预防性输注血小板。对存在活动性出血或需进行手术或有创操作的患者,血小板计数需要达到 $\geq(50\sim70)\times10^9/L$。

(八)应激性溃疡

脓毒症或脓毒症休克患者如出现消化道出血等危险因素,推荐进行应激性溃疡的预防与治疗。积极处理基础疾病和危险因素,消除应激源(脓毒症/脓毒症休克);加强胃肠道监护;实行肠内营养。临床常用的预防应激性溃疡的药物包括:质子泵抑制剂(proton pump inhibitors,PPI)、H_2 受体拮抗剂、胃黏膜保护剂、抗酸药等。PPI 是应激性溃疡的首选药物,推荐在原发病发生后以标准计量 PPI 静脉滴注,12 小时一次,至少连续 3 天。

（九）终止妊娠时机——正确评估个体化

除绒毛膜羊膜炎外，脓毒症本身并不是立即终止妊娠的指征。终止妊娠应依据产科指征，由产科、新生儿科、麻醉科和 ICU 等多学科合作确定终止妊娠的时机和方式。终止妊娠与否主要取决于：

1. 是否存在宫内感染。

2. 孕妇脓毒症的性质、来源和抗感染治疗是否有效。

3. 孕周和胎儿宫内状况

（1）明确宫内感染者，无论孕周大小都应尽快终止妊娠。如果有母体发热、胎膜早破、近期宫内手术（如羊膜穿刺）、母体心动过速、胎儿心动过速、子宫压痛、阴道分泌物异味等，则应怀疑存在宫内感染。

（2）胎儿若处于围存活期，应考虑应用糖皮质激素促胎肺成熟，但不能延误分娩时间。对于没有宫内感染而孕周较小者，建议积极治疗孕妇脓毒症以延长孕周。

（3）对于极早产和足月孕妇而言，应首先考虑终止妊娠。孕妇患脓毒症时应严密监测胎儿的健康状况（胎儿超声、胎心监护等）。

（十）妊娠期产褥期脓毒症麻醉相关推荐

1. 麻醉医师的主要任务　麻醉医师在妊娠期产褥期脓毒症患者治疗过程中，有以下作用：

（1）初步复苏，稳定循环和呼吸。

（2）将患者转到影像检查室或 ICU。

（3）剖宫产术中管理。

（4）脓毒症外科治疗的麻醉支持。

2. 麻醉镇痛　产科患者对于麻醉镇痛的需求很大，包括阴道分娩镇痛及剖宫产术后镇痛，注意事项如下：

（1）除特殊情况外，不应对未经治疗的全身感染患者施行脊髓神经阻滞麻醉。

（2）即使有全身感染证据的患者，在接受有效的抗生素治疗情况下，也可以安全地接受蛛网膜下腔阻滞麻醉。

（3）脓毒症患者术后镇痛放置硬膜外或鞘内导管，目前仍存在争议。

（4）硬膜外穿刺镇痛后如果评估感染风险较低，若需手术再次行蛛网膜下腔阻滞麻醉仍然是相对安全的。

3. 全身麻醉管理　产科脓毒症患者常出现血流动力学不稳定，病情危重，情况紧急，手术范围大，通常选择全身麻醉。注意事项如下：

（1）胃排空延迟增加反流和吸入的风险，建议使用抑酸抗组胺类药物，应进行快速麻醉诱导。

（2）建议在麻醉诱导前充分给氧以提高氧饱和度，术中合理选择机械通气方案，以保持稳定氧饱和度，尽量减少肺损伤。

（3）分娩前建议子宫左侧转位，避免子宫对腹主动脉和下腔静脉的压迫，确保液体复苏的有效性。

（4）如果需要，可使用血液制品和强心药维持血流动力学稳定，α-肾上腺素能受体激动剂（特别是去甲肾上腺素）是首选药物。

（十一）预防血栓栓塞性疾病

妊娠和脓毒症都是静脉血栓栓塞的独立危险因素。因此，妊娠期产褥期脓毒症预防静脉血栓栓塞是至关重要的。低分子肝素在产科广泛应用，并在大型临床试验中被证明在预防血栓栓塞方面是有效的。对没有禁忌证的患者进行静脉血栓栓塞预防性治疗，首选低分子肝素，剂量取决于患者的体重。

（十二）预防脓毒症导致的死亡

脓毒症孕产妇的死亡原因大多数是由于处理和处理升级的滞后。很多死亡的患者并无发热，这可能是导致识别、诊治滞后的原因。即使在确诊后，也只有部分患者及时和正确地使用了抗生素治疗。"拯救脓毒症行动"和多学科专家的早期合作，对脓毒症处理起到积极作用，有助于改善患者预后。

三、脓毒症及脓毒症休克诊治团队模拟演练

（一）宫内感染、妊娠期脓毒症抢救应急演练

1. 演练目的　使产科医护人员掌握宫内感染、妊娠期脓毒症抢救流程，提升救治水平和应急反应能力。

2. 演练地点　产科病房。

3. 参加人员　产科医护人员（医生3人、护士3人）、ICU会诊医生1人及相关科室医生（麻醉医生1人、新生儿医生1人），孕妇1人及家属若干。

4. 演练人员职责

（1）科主任/三线医生和二线医生：领导者，协调者。把握抢救现场，综合分析病情，及时准确给出医嘱。主要负责下达抢救指令。

（2）一线医生：协助抢救者。协助二线医生抢救，及时收集信息及汇报病情，完成二线医生下达指令及相关操作。

（3）护士A：监测者。监测生命体征并记录，及时准确地提供患者信息给医生，传达医生指令给护士，负责患者呼吸道的管理、给氧、吸痰、体位、导尿，协助医生相关操作。

（4）护士B：操作给药者。负责建立静脉通路，抽血，心电图，听胎心，给药。

（5）护士C：协助者。负责外勤，如求助，通知会诊、联系转科等；准备抢救仪器物品器械并保证其性能良好；协助静脉穿刺；与给药者进行双人核对记录；协助转科。

5. 背景　孕妇张某，34岁，因"孕34^{+6}周，发热伴阴道流水1天"急诊转入。孕34^{+6}周，$G_2P_0A_0$，孕期规律产检发现妊娠合并贫血，发现妊娠期高血压病（未口服药物控制血压）1周，产检血压最高145/90mmHg。无特殊既往史和家族史。胎儿超声：单活胎，头位。胎儿估计体重2 325g±357g，羊水深度5.8cm，脐动脉S/D 2.93，

胎盘下缘距宫颈内口 >7cm。

6. 物品准备(表 7-10)

表 7-10　抢救物品及药品

物品	数量
可调节产床(被子、枕头)	1 张
心电监护仪	1 台
听诊器	1 个
电极片	4 片
胎心监护仪	1 台
床边彩超	1 台
血糖仪	1 个
成人喉镜及镜片	1 套
气管导管	3 套(6 号、7 号、8 号)
气管导管芯	1 个
氧袋	1 个
牙垫	1~2 个
喉罩	1 个
吸痰器	1 台
吸痰管及连接管	3 套
一次性负压吸引瓶	4 个
抢救车	1 台
护理治疗车	1 台
鹅颈灯	1 个
加压输血器	1 个
加温输血器	1 个
输液架	2 个
输液泵	2 台
吸氧面罩	1 个
吸氧管	1 个
留置针	3 套
三通管	3 个
中心静脉穿刺包	1 个

续表

物品	数量
敷贴	3 个
医用胶布	1 卷
网套	3 个
注射器（1ml、5ml、10ml、20ml、50ml）	各 2~3 个
输液器	3 个
输血器	3 个
抽血针	3 个
各色采血管	各 3 个
双腔尿管	1 个
尿袋	2 个
无菌手套	10 双
体温表 / 体温枪	1 个
传呼机	1 个
培养瓶（体液、血液）	4 个
消毒液（水剂和酒精剂）	各 1 瓶
平衡液 500ml	4 袋
0.9% 氯化钠 100ml	2 袋
0.9% 氯化钠 500ml	2 袋
5% 葡萄糖 500ml	2 袋
冰冻血浆 200ml（贴纸写名）	2 袋
红细胞 2U（贴纸写名）	2 袋
广谱抗生素（贴纸写名）	5 瓶
去甲肾上腺素	3 支
多巴酚丁胺	2 支
氢化可的松	2 支
普通胰岛素 100U	1 瓶
地塞米松 5mg	4 支
25% 硫酸镁溶液	8 支
低分子肝素（贴纸写名）	2 支

场景 1：病史采集——脓毒症预警(3 分钟)

护士 A：记录时间 10：00。

新入院孕妇，入院监测生命体征发现孕妇发热，T 39.5℃，脉搏 125 次 /min，袖带血压 90/60mmHg，肢体末梢冷，神志清楚。

护士 A(呼叫护士 C)："马上通知值班医生，新入院孕妇有高热伴休克。准备抢救，请求支援。"通畅气道，鼻导管吸氧 2L/min，摆好抢救体位，复测生命体征。

护士 C："是！"，大声呼叫"××医生，有新入院患者高热伴休克，病情危重，快来抢救。"

一线医生及护士 B 立即到达患者床边。一线医生："患者什么情况"。

护士 A(报告一线医生)："孕 34⁺⁶ 周发热伴阴道流水 1 天，新入院，T 39.5℃，脉搏 125 次，袖带血压 90/60mmHg，SpO$_2$ 95%，肢体末梢冷，神志清楚。"

场景 2：汇报病史——启动脓毒症集束化治疗(5 分钟)

一线医生：立即查看患者(与患者和家属沟通补充病史，做相应查体和病情评估)后，"孕 34⁺⁶ 周发热伴阴道流水 1 天，外院转入，追问病史无呼吸道、消化道、泌尿系统等症状，阴道流水后出现高热，血压较产检本血压明显下降。消毒会阴后内诊：宫口未开，宫颈长 2cm，质中，位置居中，先露头，定，−2，胎膜破，阴道分泌物黏稠脓性，有异味，骨盆无明显异常。考虑为宫内感染、妊娠期脓毒症、脓毒症休克。护士 A 监测生命体征并做记录，导尿，听胎心，做胎心监护，阴道分泌物和尿培养；护士 B 立刻建立静脉通路，准备完善相关抽血检查(输血前全套、血型 + 交叉配血、CRP、PCT、血常规、肝肾功能电解质、凝血功能、心肌四项、血培养)，床旁心电图。护士 C 通知二线医生、ICU 协助抢救，协助抽血和培养标本送检，追问床旁心电图结果"。

护士 C 准备抢救车、治疗车、18G 静脉通路套件、吸氧装置、导尿包，协助护士 B 建立静脉通路，负责抽血、阴道分泌物和血尿培养标本送检，追问床旁心电图结果。

一线医生立刻向家属交代病情危重，签署病危通知书，告知宫内感染可能性大，需要终止妊娠，家属意见不统一商量中。

护士 C："是"，准备抢救车，取出快速抢救记录单上再次核对口头医嘱后勾选医嘱项目，准备静脉通路留置针套件、抽血试管、阴道分泌物及血尿培养瓶、导尿包、床旁心电图于床边，后呼叫二线医生、ICU 协助抢救，通知支助中心取送标本。

护士 B："是，准备建立 18G 静脉通路。"

护士 A 监测生命征并做记录，用多普勒听胎心 170 次 /min，胎心监护Ⅱ类图形。

时间：10：08(7 分钟)

护士 A："完成阴道分泌物培养，等待支助中心送检。现在开始导尿，留取尿常规，中段尿培养。"

护士 B："静脉通路建立，请指示？"

一线医生："护士 B 立即给予平衡液 1 000ml 快速静滴。继续完善相关抽血检查，床旁心电图。护士 A 继续监测记录生命体征,持续胎心监护。"

时间:10:15 二线医生、ICU 医生到现场。(11~17 分钟)

护士 A:"完成导尿,尿量 100ml,开始留取尿常规,中段尿培养,准备送检。"

护士 B:"完成抽血、床旁心电图并网络传输(有条件医院)。"

护士 A 记录生命征:心率 130 次 /min,呼吸 25 次 /min,血压 85/50mmHg,神志烦躁。

一线医生汇报病情,二线医生查看患者情况,指示:"考虑宫内感染可能性大,目前孕 34^{+6} 周,阴道流水后出现高热,阴道分泌物黏稠、脓性、有异味,胎心 170 次 /min,胎心监护 Ⅱ 类图形。与家属交代病情,不论孕周情况出现宫内感染需要立即终止妊娠,目前孕周 34^{+6} 周胎儿存活率高,如果不终止妊娠,休克无法纠正且易导致死胎。宫颈条件不成熟,短时间内难以经阴道分娩,通知产科主任和手术室准备急诊剖宫产。"

护士 A 继续胎心监护 Ⅱ 类图形。

ICU 医生查看患者情况后"考虑脓毒症休克。培养已经留取,护士 B 立刻开始静脉抗生素,抗生素皮试(约 15 分钟)或直接使用不需要皮试的广谱抗生素。开放第二条 18G 通路加快补液速度。孕妇意识末梢情况恶化,尿量少,如果血压继续下降会危及生命,必要时需要中心静脉穿刺置管和升压药物维持至手术室,护士 A 监测生命征及记录,护士 C 协助转运至手术室。"

二线医生再次向家属交代病情,告知:"孕妇病情危重,孕妇随时因为休克难以纠正出现生命危险,胎儿因为休克胎死宫内。孕妇宫内感染,目前无顺产条件,需要去手术室急诊剖宫产抢救母子生命。"家属意见统一同意急诊剖宫产,签署手术同意书。

产科二线医生向产科主任 / 三线医生汇报目前病情,产科主任 / 三线医生:"目前依据病史考虑宫内感染导致脓毒症休克,胎心监护 Ⅱ 类图形。目前补液有效,血压略有升高,立即手术终止妊娠,不排除血压后续下降和使用去甲肾上腺素,术后转 ICU 综合治疗,产科密切关注,向医务部备案,同时家属沟通病情。通知新生儿医生去手术室复苏。"

ICU 医生交代目前病情危重和转 ICU 必要性,交代转运风险、脓毒症的治疗方案对母儿的影响,签署转 ICU 同意书。并通知 ICU 备床位。

护士 B:"加快第一条静脉通路输液速度,抗生素皮试完成。准备开放第二条 18G 通路。"

ICU 医生:"护士 B 给予静脉广谱抗生素。"

支助中心到达现场,护士 C 通知支助中心标本送检,并电话通知检验科、细菌室紧急处理标本并电话报告初步结果。

时间:10:32(3 分钟)

护士 C:"抽血结果回报,除了血象高,贫血,其他无特殊异常结果。心电图为窦性心动过速。"

护士 A:"心率 120 次 /min,呼吸 22 次 /min,血压 95/65mmHg,神志清楚。胎心 150 次 /min。"

ICU 医生:"目前生命体征较前稳定,护士 C 通知手术电梯,协助转运至手术室。"

护士 B："第二条 18G 通路建立，请指示？"

ICU 医生："听诊孕妇双肺无湿啰音，SpO₂ 99%，使用 2 条静脉通路快速完成输液量 1 000ml。"

场景 3：治疗后评估——剖宫产术后转 ICU

时间：10：35

孕妇达到手术室，血压仍然 90/60mmHg，麻醉医生给予中心静脉穿刺置管和升压药物维持。T 38.9℃，心率 110 次/min，呼吸 20 次/min，血压 120/80mmHg（去甲肾上腺素 5μg/min 泵入），SpO₂ 99%（面罩吸氧 2L/min）。神志清楚，末梢暖，术中出血 350ml，尿量 200ml。手术产一活男婴，新生儿 Apgar 评分：1 分钟 7 分，5 分钟 8 分，10 分钟 9 分，新生儿肛温 38.9℃，因"早产、发热"转新生儿科。术后产妇转入 ICU。

场景 4：恢复阶段——母子平安

时间：3 天后

产妇停用去甲肾上腺素并拔出中心静脉置管，T 36.5℃，心率 90 次/min，呼吸 18 次/min，血压 138/78mmHg（去甲肾上腺素停用），SpO₂ 98%（未吸氧）。神志清楚，末梢暖，尿量 1 800ml/d。

时间：4 天后

经过产科 ICU 联合评估，孕妇循环功能明显好转，病情稳定与家属沟通后同意产妇 ICU 转回产科。

产科进行后续母乳喂养、血栓预防等健康宣教。

时间：产后 7 天

产妇拆线后出院。

时间：产后 10 天

新生儿出院。

（二）社区获得性肺炎合并妊娠、脓毒症休克抢救应急演练

1. 演练目的　使产科医护人员掌握社区获得性肺炎合并妊娠、脓毒症休克的抢救流程，提升救治水平和应急反应能力。

2. 演练地点　产科病房。

3. 参加人员　产科医护人员（医生 3 人、护士 3 人）、ICU 会诊医生 1 人及相关科室医生（新生儿医生 1 人），孕妇 1 人及家属若干。

4. 演练人员职责

（1）产科科主任/三线医生和二线医生：领导者，协调者。把握抢救现场，综合分析病情，及时准确给出医嘱。主要负责下达抢救指令。

（2）一线医生：协助抢救者。协助二线医生抢救，及时收集信息及汇报病情，完成二线医生下达指令及相关操作。

（3）护士 A：监测者。监测生命体征并记录，及时准确地提供患者信息给医生，传达医生指令给护士，负责患者呼吸道的管理、给氧、吸痰、体位、导尿，协助医生相关操作。

（4）护士 B：操作给药者。负责建立静脉通路，抽血，心电图，听胎心，给药。

（5）护士 C：协助者。负责外勤，如求助、通知会诊、联系转科等；准备抢救仪器、物品、器械，并保证其性能良好；协助静脉穿刺；与给药者进行双人核对记录。

5. 背景　孕妇陈某，24 岁，因"孕 23^{+3} 周发热伴纳差 3 天"急诊入院。孕 23^{+3} 周，$G_1P_0A_0$，孕期规律产检未发现异常，无特殊既往史和家族史。胎儿超声：单活胎，头位。胎儿估计体重 484g±152g，羊水深度 5.8cm，脐动脉 S/D4.53，胎盘下缘距宫颈内口 >7cm。

6. 抢救物品准备（见表 7-10）

场景 1：病史采集——脓毒症预警（3 分钟）

护士 A：记录时间 10：00

新入院孕妇，入院监测生命体征发现孕妇发热，体温 39.5℃，脉搏 130 次 /min，袖带血压 80/40mmHg，肢体末梢冰冷，神志烦躁。

护士 A（呼叫护士 C）："马上通知值班医生，新入院孕妇有高热伴休克。准备抢救，请求支援。"通畅气道，鼻导管吸氧 2~4L/min，摆好抢救体位，复测生命体征。

护士 C："是！"，大声呼叫"X 医生，有新入院患者高热伴休克，病情危重，快来抢救"。

一线医生及护士 B 立即到达患者床边。

一线医生："患者什么情况"。

护士 A："报告一线医生，孕妇孕 23^{+3} 周，发热伴纳差 3 天入院，体温 39.5℃，脉搏 130 次 /min，复测袖带血压 80/40mmHg，SpO_2 90%，肢体末梢冰冷，神志烦躁。"

场景 2：汇报病史——启动脓毒症集束化治疗（5 分钟）

一线医生：立即查看患者（与患者和家属沟通补充病史，做相应查体和病情评估）后，"孕妇发热伴纳差 3 天，追问病史有咳嗽、咳痰 3 天，症状进行性加重，SpO_2 下降。考虑为社区获得性肺炎合并妊娠、脓毒症休克、呼吸衰竭，护士 A 监测生命体征并做记录，改为面罩吸氧 6L/min，导尿，听胎心，痰尿培养；护士 B 立刻建立静脉通路，准备完善相关抽血检查（输血前全套、血型 + 交叉配血、CRP、PCT、血常规、肝肾功能电解质、凝血功能、心肌四项、血培养），床旁心电图。护士 C 通知二线医生、ICU 协助抢救，协助抽血和培养标本送检，追问床旁心电图结果"。

护士 C 准备抢救车、治疗车，18G 静脉通路套件、面罩吸氧装置、导尿包，协助护士 B 建立静脉通路，负责抽血和痰血尿培养标本送检，追问床旁心电图结果。

一线医生立刻向家属交代病情危重，签署病危通知书。

护士 C："是"。准备抢救车，取出快速抢救记录单再次核对口头医嘱后勾选医嘱项目，准备静脉通路留置针套件、抽血试管、痰血尿培养瓶、导尿包、床旁心电图于床边，后呼叫二线医生、ICU 协助抢救，通知支助中心取送标本。

护士 B："是，准备建立 18G 静脉通路。"

护士 A 监测生命征并做记录，用多普勒听胎心 174 次 /min，面罩吸氧 6L/min 后 SpO$_2$ 升至 96%。

时间：10：08（7 分钟）

护士 A："完成痰培养，等待送检。现在开始导尿观察尿量，并留取尿常规，中段尿培养。"

护士 B："静脉通路建立，请指示？"

一线医生："护士 B 立即给予平衡液 1 000ml 快速静滴。继续完善相关抽血检查，床旁心电图。护士 A 继续监测记录生命体征。"

护士 A："完成导尿，尿量 50ml，开始留取尿常规，中段尿培养，准备送检。"

护士 B："完成抽血、床旁心电图并网络传输（有条件医院）。"

护士 A 记录生命征：心率 122 次 /min，呼吸 25 次 /min，血压 85/50mmHg，神志烦躁。

时间：10：15 二线医生、ICU 医生到现场。（11~17 分钟）

一线医生汇报病情，二线医生查看患者情况："孕妇有明显的呼吸道症状，阴道分泌物无异常。考虑非宫腔感染可能性大，目前仅孕 23^{+3} 周，胎心正常范围，向家属交代病情，如果休克无法纠正易导致死胎，此时终止妊娠胎儿存活率低，并通知产科主任"。

护士 A 继续听胎心 178 次 /min。

ICU 医生查看患者情况后，说 "符合脓毒症休克，呼吸、循环均不稳定。目前面罩吸氧氧合能够维持，暂时不需要使用呼吸机。培养已经留取，护士 B 立刻开始静脉抗生素，抗生素皮试（约 15 分钟）或直接使用不需要皮试的广谱抗生素。开放第二条 18G 通路加快补液速度。孕妇意识烦躁、皮肤末梢冷，尿量少，目前存在危及生命的低血压需要升压药物纠正，避免心搏骤停。马上中心静脉穿刺置管和护士 B 使用去甲肾上腺素维持血压，护士 A 监测生命征及记录，护士 C 协助中心静脉穿刺"。

二线医生第二次向家属交代病情，告知病情危重，孕妇随时因为休克难以纠正出现生命危险，胎儿因为休克胎死宫内。

ICU 医生向家属交代病情，告知病情危重，签署中心静脉穿刺置管同意书。

ICU 医生开始行中心静脉穿刺，护士 C 协助。

护士 B："加快第一条静脉通路输液速度，抗生素皮试完成或直接使用不需要皮试的广谱抗生素。准备开放第二条 18G 通路。"

护士 C："去甲肾上腺素已配好。"

ICU 医生："护士 B 给予静脉广谱抗生素。"

ICU 医生完成中心静脉穿刺，测 CVP 3cmH$_2$O。

时间:10:32(3分钟)

护士 A 汇报并记录生命征:心率 120 次 /min,呼吸 23 次 /min,血压 90/60mmHg,神志烦躁好转。

护士 B:"第二条 18G 通路建立,请指示？"

ICU 医生:"护士 A 记每 15 分钟尿量,每 5 分钟记录血压。护士 B 去甲肾上腺素 5μg/min 维持基础血压(参考产检本记录的血压),使用所有静脉通路快速完成输液量 1 000ml,听诊孕妇双肺无湿啰音,面罩吸氧 6L/min,SpO₂ 98%,较前升高。如果产科无特殊处理转 ICU 继续期待妊娠和后续脓毒症休克综合治疗。"

场景 3: 治疗后评估——转 ICU

时间:10:50(2 分钟),上尿管 15 分钟后

护士 A 汇报并记录生命征:心率 110 次 /min,呼吸 20 次 /min,血压 120/80mmHg,神志清楚,末梢开始变暖,15 分钟尿量增加 20ml。

支助中心到达现场,护士 C 通知支助中心标本送检,并电话通知检验科、细菌室紧急处理标本并电话报告初步结果。

时间:10:52

产科二线医生向产科主任 / 产科三线医生汇报目前病情,产科主任 / 产科三线医生:"目前依据病史考虑肺部感染导致脓毒症休克,宫腔内感染引起可能性小。如果非宫腔感染引起的脓毒症休克,ICU 能够纠正休克,稳定器官功能,转 ICU 继续期待妊娠,产科密切关注,酌情使用地塞米松促胎肺成熟,向医务部备案,同时向家属交代病情"。

产科二线医生再次向家属交代病情,告知病情危重和下一步的治疗措施。

ICU 医生交代目前病情危重和转 ICU 必要性,交代转运风险、脓毒症的治疗方案对母儿的影响,签署转 ICU 同意书。通知 ICU 备床位。

时间:11:00

孕妇达到 ICU 病房。ICU 医生向 ICU 二线医生汇报病情:体温 38.9℃,心率 110 次 /min,呼吸 20 次 /min,血压 120/80mmHg(去甲肾上腺素 5μg/min 泵入),SpO₂ 98%(面罩吸氧 4L/min)。神志清楚,末梢暖,尿量 60ml/h。胎心 167 次 /min。

ICU 床旁超声排除心脏疾病、腹盆腔大量积液、胎盘早剥等引起休克的常见原因,追问化验结果鉴别诊断休克原因。

场景 4: 恢复阶段——母子平安

时间:入 ICU 3 天后

孕妇停用去甲肾上腺素并拔出中心静脉置管,体温 37.1℃,心率 100 次 /min,呼吸 18 次 /min,血压

118/78mmHg（去甲肾上腺素停用），SpO$_2$ 98%（鼻导管吸氧 2L/min）。神志清楚，末梢暖，尿量 1 500ml/d，血培养阴性。胎心 132 次 /min。

时间：入 ICU 4 天后

经过产科 ICU 联合评估，孕妇呼吸循环功能明显好转，病情稳定，与家属沟通后同意转回产科继续期待妊娠。

产科继续使用抗生素治疗 3 天后，患者病情稳定出院。按期产检。孕 39 周后自然分娩一活女婴。

（三）MDT 演练要点

1. 熟练掌握脓毒症和脓毒症休克的定义

2. 熟练掌握产科改良 SOFA 评分

3. 脓毒症的"1 小时集束化治疗"　如病史或体格检查支持脓毒症诊断，立即开始以下处理，并在 1 小时内完成，即：一培、二测、三抗、四干预、五流程。

4. 脓毒症的抗生素治疗方案　对怀疑脓毒症的孕产妇在诊断后 1 小时内给予经验性广谱抗生素治疗，初始治疗覆盖范围应包括厌氧 / 需氧革兰氏阳性菌和革兰氏阴性菌。抗菌药物常规使用疗程 7~10 天，一旦有明确的病原学依据，应及时降阶梯治疗或选用敏感抗生素治疗。

5. 液体复苏治疗　液体复苏是脓毒症治疗的关键。发热、静脉扩张和毛细血管渗漏均可导致脓毒症患者血容量相对不足，应尽早给予晶体液进行液体复苏。

6. 熟练掌握重型流感的处理　积极治疗原发病，防治并发症，并进行有效的器官功能支持。如出现低氧血症或呼吸衰竭，应及时给予相应的治疗措施，包括氧疗或机械通气等；合并休克时给予相应抗休克治疗；出现其他器官功能损害时，给予相应支持治疗；出现继发感染时，给予相应抗感染治疗。

7. 使用去甲肾上腺素　血管升压药的作用主要是抑制病理性扩张的体循环以维持灌注。当妊娠期及产后脓毒症患者进行液体复苏后仍出现持续性低血压和 / 或低灌注情况时，建议把去甲肾上腺素作为一线升压药。

四、脓毒症及脓毒症休克的诊治思维

1. 早期识别

（1）发热：不是诊断脓毒症的必备条件。

1）发热不一定是感染。

2）感染不一定有发热。

（2）多器官功能损害：无论是否有发热，都应考虑脓毒症诊断。

2. 启动早期"1 小时集束化治疗"

一培：微生物培养。

二测:血乳酸水平。

三抗:抗生素使用——先经验性广谱抗生素治疗,明确病源后"降阶梯治疗"。

四干预:外科干预,清除病灶——"源控制干预"。

五流程:按流程诊治。

3. 液体复苏　拯救脓毒症行动,做到液体平衡。

(1)初始剂量:30ml/kg。

(2)液体不能多也不能少,1~2L/h。

(3)快速补液试验评估液体复苏的有效性。

4. 血管活性药物治疗

(1)维持患者血压和灌注很重要。

(2)去甲肾上腺素为首选一线升压药。

(3)多巴酚丁胺用于增加心输出量。

(4) 脓毒症可能导致肾上腺功能衰竭,适时应用糖皮质激素。

5. 适时终止妊娠　正确评估,个体化。

6. 控制血糖达标,应激性溃疡的早期识别和预防。

7. 抗凝治疗　独立危险因素,首选低分子肝素。

8. 多学科专家的早期合作。

(肖梅　赵蕾　周冬　王玲　杨琼　胡娅萍　王莹　蒋婷婷　王静玲　柳溪　甘泉　胡晶)

参考文献

1. 贺芳，陈敦金 . 产科感染性休克的诊治 . 中国实用妇科和产科杂志 , 2016, 32 (12): 1185-1189.

2. Society for Maternal-Fetal Medicine. Sepsis during pregnancy and the puerperium. Am J Obstet Gynecol, 2019.

3. 中国医师协会急诊医师分会 , 中国研究型医院学会休克与脓毒症专业委员会 . 中国脓毒症 / 脓毒症休克急诊治疗指南 (2018). 临床急诊杂志 , 2018, 19 (9): 567-587.

4. Bowyer L, Robinson HL, Barrett H, et al. SOMANZ guidelines for the investigation and management sepsis in pregnancy. Aust N Z J Obstet Gynaecol, 2017, 57: 540-551.

5. 夏显 , 漆洪波 . 澳大利亚与新西兰产科医学会《妊娠期和产后脓毒症指南 (2017)》解读 . 中国实用妇科与产科杂志 , 2018, 34 (8): 887-891.

6. Albright CM, Has P, Rouse DJ, et al. Internal validation of the Sepsis in Obstetrics Score to identify risk of morbidity from sepsis in pregnancy. Obstet Gynecol, 2017, 130: 747-755.

7. Rhodes A, Evans LE, Alhazzani W, et al. Surviving Sepsis Campaign: international guide lines for management of sepsis and septicshock: 2016. Intensive Care Med, 2017, 43: 304-377.

8. World Health Organization. WHO recommendations for prevention and treatment of maternal peripartum infections. Geneva, Switzerland, WHO, 2015.

9. 严少梅 , 樊尚荣 . 2019 年美国母胎医学会 "妊娠期及产褥期脓毒症诊断和治疗共识" 解读 . 中华产科急救电子杂志 , 2019, 8 (2): 108-115.

10. Singer M, Deutschman CS, Seymour CW, et al. The Third International Consensus Definitions for Sepsis and Septic Shock (Sepsis-3). JAMA, 2016, 315: 801-810.

11. 中华医学会重症医学分会 . 成人严重感染与感染性休克血流动力学监测与支持指南 . 中华内科杂志 , 2007, 46 (4): 344-349.

12. 中华医学会重症医学分会 . 成人严重脓毒症 / 脓毒症休克治疗指南 (2014). 中华内科杂志 , 2015, 54 (6): 557-581.

13. ATS. Diagnosis and treatment of adults with community-acquired pneumonia. Am J Respir Crit Care Med, 2019, 200 (7): 45-67.

14. 中华医学会围产医学分会 . 孕产妇流感防治专家共识 . 中华围产医学杂志 , 2019, 22 (2): 73-77.

15. 应激性溃疡防治专家建议 (2018 版). 中华医学杂志 , 2018, 98 (42): 3392-3395.

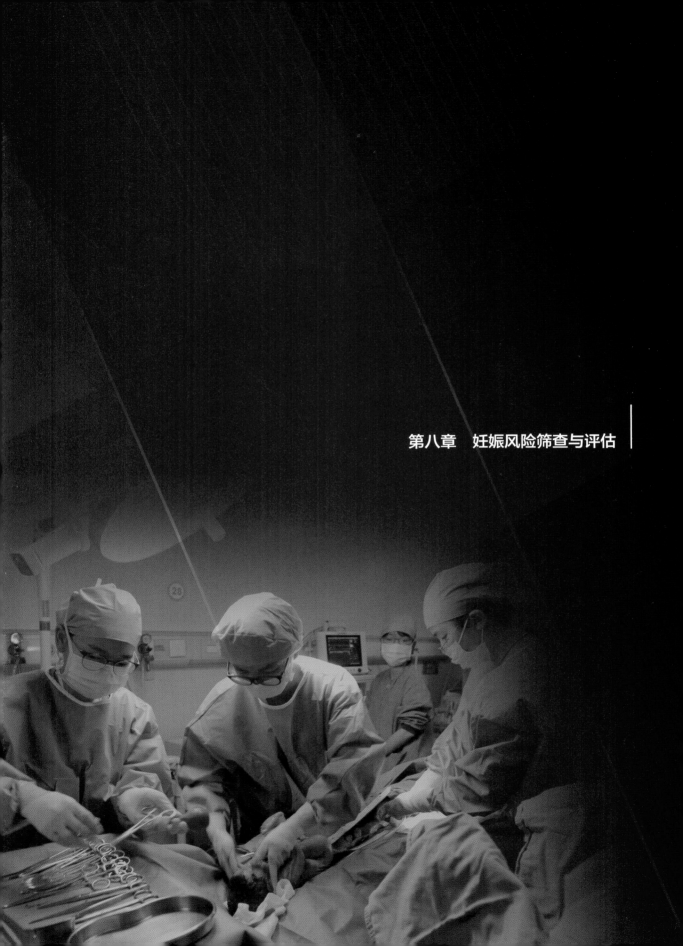

第八章　妊娠风险筛查与评估

按照《妊娠风险评估与管理工作规范》要求,全面开展孕产妇妊娠风险筛查和评估,对孕产妇进行分级分类管理,充分发挥医疗机构在预防和减少孕产妇和婴儿死亡方面的保证作用,切实做到"关口前移,预防为主"。

女性妊娠时合并有各种危险因素,可能危害孕妇及胎儿健康或导致难产,造成各种不良妊娠结局者称高危妊娠。通过对孕前、孕期、产后全流程进行生理、心理和社会各方面影响因素的综合评估,并根据这些影响因素对本次妊娠及产褥期造成的生理、心理影响程度进行风险评估分级,可便于临床医生和管理者衡量高危妊娠严重程度,规范高危妊娠的管理程序。

各级助产机构应从源头严防风险,保障母婴安全。首诊医疗机构应当对首次建册的孕产妇进行妊娠风险筛查。对于筛查有高危因素的孕产妇应进行妊娠风险评估,按照妊娠风险评估分级进行管理。

一、妊娠风险筛查方法

首诊医疗机构应当对首次建册的孕产妇进行妊娠风险筛查(表 8-1)。孕产妇符合筛查表中 ≥ 1 项因素者即认为筛查阳性。

1. 筛查内容　筛查项目分为"必选"和"建议"两类项目。必选项目为对所有孕妇进行询问、检查的基本项目,建议项目则由筛查机构根据自身服务水平、当地的医疗状况提供。卫生计生行政部门在制定实施方案时可根据当地实际适当调整必选和建议检查项目。

(1)必选项目:①确定孕周;②询问孕妇基本情况、现病史、既往史、生育史、手术史、药物过敏史、夫妇双方家族史和遗传病史等;③体格检查:测量身高、体重、血压,进行常规体检及妇科检查等;④注意孕妇需要关注的表现特征及病史;⑤血常规、血型、尿常规、血糖测定、肝功能、肾功能,以及艾滋病、梅毒和乙肝筛查;⑥妇科超声检查。

(2)建议项目:子宫颈细胞学检查(1 年内未查者)、TORCH 筛查、阴道分泌物检查、甲状腺功能检测、血脂水平检查、心电图检查、胸部 X 线检查、地中海贫血、β 簇链球菌等。

2. 筛查结果处置

(1)对于筛查未见异常的孕妇,应当在其《母子健康手册》上标注绿色标识,按照要求进行管理。

(2)对于筛查结果阳性的孕妇,应当在其《母子健康手册》上标注筛查阳性。筛查机构为基层医疗卫生机构的,应当填写《妊娠风险筛查阳性孕产妇转诊单》,并告知筛查阳性孕妇在 2 周内至上级医疗机构接受妊娠风险评估,由接诊机构完成风险评估并填写转诊单后,反馈筛查机构。基层医疗卫生机构应当按照国家基本公共卫生服务规范要求,落实后续随访。

表 8-1　高危妊娠风险筛查表

项目	筛查阳性内容
1. 基本情况	1.1　周岁 ≥ 35 岁或 ≤ 18 岁 1.2　身高 ≤ 145cm,或对生育可能有影响的躯体残疾 1.3　体重指数(BMI)>25kg/m² 或 <18.5kg/m² 1.4　RH 血型阴性
2. 异常妊娠及分娩史	2.1　生育间隔 <18 个月或 >5 年 2.2　剖宫产史 2.3　不孕史 2.4　不良孕产史(各类流产 ≥ 3 次、早产史、围产儿死亡史、出生缺陷、异位妊娠史、滋养细胞疾病史、既往妊娠并发症及合并症史) 2.5　本次妊娠异常情况(如多胎妊娠、辅助生殖妊娠等)
3. 妇产科疾病及手术史	3.1　生殖道畸形 3.2　子宫肌瘤或卵巢囊肿 ≥ 5cm 3.3　阴道及宫颈锥切手术史 3.4　宫 / 腹腔镜手术史 3.5　瘢痕子宫(如子宫肌瘤挖除术后、子宫肌腺瘤挖除术后、子宫整形术后、宫角妊娠后、子宫穿孔史等) 3.6　附件恶性肿瘤手术史
4. 家族史	4.1　高血压家族史且孕妇目前血压 ≥ 140/90mmHg 4.2　糖尿病(直系亲属) 4.3　凝血因子缺乏 4.4　严重的遗传性疾病(如遗传性高脂血症、血友病、地中海贫血等)
5. 既往疾病及手术史	5.1　各种重要脏器疾病史 5.2　恶性肿瘤病史 5.3　其他特殊、重大手术史、药物过敏史
6. 辅助检查[*]	6.1　血红蛋白 <110g/L 6.2　血小板计数 ≤ 100×10⁹/L 6.3　梅毒筛查阳性 6.4　HIV 筛查阳性 6.5　清洁中段尿常规异常(如蛋白、管型、红细胞、白细胞)持续两次以上 6.6　尿糖阳性且空腹血糖异常(妊娠 24 周前 ≥ 7.0mmol/L;妊娠 24 周起 ≥ 5.1mmol/L) 6.7　血清铁蛋白 <20μg/L

续表

项目	筛查阳性内容
7. 需要关注的表现特征及病史	**7.1 提示心血管系统及呼吸系统疾病:** 7.1.1 心悸、胸闷、胸痛或背部牵涉痛、气促、夜间不能平卧 7.1.2 哮喘及哮喘史、咳嗽、咯血等 7.1.3 长期低热、消瘦、盗汗 7.1.4 心肺听诊异常; 7.1.5 高血压 BP ≥ 140/90mmHg 7.1.6 心脏病史、心衰史、心脏手术史 7.1.7 胸廓畸形
	7.2 提示消化系统疾病: 7.2.1 严重纳差、乏力、剧吐 7.2.2 上腹疼痛,肝脾肿大 7.2.3 皮肤巩膜黄染 7.2.4 便血
	7.3 提示泌尿系统疾病: 7.3.1 眼睑浮肿、少尿、蛋白尿、血尿、管型尿 7.3.2 慢性肾炎、肾病史
	7.4 提示血液系统疾病: 7.4.1 牙龈出血、鼻出血 7.4.2 出血不凝、全身多处瘀点瘀斑 7.4.3 血小板减少、再障等血液病史
	7.5 提示内分泌及免疫系统疾病: 7.5.1 多饮、多尿、多食 7.5.2 烦渴、心悸、烦躁、多汗 7.5.3 明显关节酸痛、脸部蝶形或盘形红斑、不明原因高热 7.5.4 口干(无唾液)、眼干(眼内有摩擦异物感或无泪)等
	7.6 提示性传播疾病: 7.6.1 外生殖器溃疡、赘生物或水疱 7.6.2 阴道或尿道流脓 7.6.3 性病史
	7.7 提示精神神经系统疾病: 7.7.1 言语交流困难、智力障碍、精神抑郁、精神躁狂 7.7.2 反复出现头痛、恶心、呕吐 7.7.3 癫痫史 7.7.4 不明原因晕厥史
	7.8 其他 7.8.1 吸毒史

二、妊娠风险评估

对妊娠风险筛查阳性的孕妇,医疗机构应当对照《孕产妇妊娠风险评估分级高危因素评分标准》(表8-2),进行妊娠风险评估。

1. 首次评估　妊娠风险评估分级原则上应当在开展助产服务的二级以上医疗机构进行。按照风险严重程度分别以"绿(低风险)、黄(一般风险)、橙(较高风险)、红(高风险)、紫(传染病)"5种颜色进行分级标识。

(1)绿色标识:妊娠风险低。孕妇基本情况良好,未发现妊娠合并症、并发症。

(2)黄色标识:妊娠风险一般。孕妇基本情况存在一定危险因素,或合并有孕产期合并症、并发症,但病情较轻且稳定。

(3)橙色标识:妊娠风险较高。孕妇年龄 ≥ 40 岁或 BMI ≥ 28kg/m^2,或合并有较严重的妊娠合并症、并发症,对母婴安全有一定威胁。

(4)红色标识:妊娠风险高。孕妇患有严重的妊娠合并症、并发症,继续妊娠可能危及孕妇生命。

(5)紫色标识:孕妇患有传染性疾病。紫色标识孕妇可同时伴有其他颜色的风险标识。

医疗机构应当根据孕产妇妊娠风险评估结果,在《母子健康手册》上标注评估结果和评估日期。对于风险评估分级为"橙色""红色"的孕妇,医疗机构应当填写《孕产妇妊娠风险评估分级报告单》,在3日内将报告单报送辖区妇幼保健机构。如孕产妇妊娠风险分类为红色,应当在24小时内报送。

2. 动态评估　医疗机构应当结合孕产期保健服务,发现孕产妇健康状况有变化时,立即进行妊娠风险动态评估,根据病情变化及时调整妊娠风险分级和相应管理措施,并在《母子健康手册》上顺序标注评估结果和评估日期。

3. 产后风险评估　医疗机构在进行产后访视和产后42天健康检查时,应当落实孕产妇健康管理服务规范有关要求,再次对产妇进行风险评估。如发现阳性症状和体征,应当及时进行干预。

三、妊娠风险五色分级管理

各级医疗机构应当根据孕妇妊娠风险评估分级情况,对其进行分类管理。要注意信息安全和孕产妇隐私保护。

1. 对妊娠风险分级为"绿色"的孕产妇,应当按照《孕产期保健工作规范》以及相关诊疗指南、技术规范,规范提供孕产期保健服务。

2. 对妊娠风险分级为"黄色"的孕产妇,应当建议其在二级以上医疗机构接受孕产期保健和住院分娩。如有异常,应当尽快转诊到三级医疗机构。

3. 对妊娠风险分级为"橙色""红色"和"紫色"的孕产妇,医疗机构应当将其作为重点人群纳入高危孕产妇专案管理,合理调配资源,保证专人专案、全程管理、动态监管、集中救治,确保做到"发现一例、登记一例、报告一例、管理一例、救治一例"。对妊娠风险分级为"橙色"和"红色"的孕产妇,要及时向辖区妇幼保健机构报送相关信息,并尽快与上级危重孕产妇救治中心共同研究制订个性化管理方案、诊疗方案和应急预案(图8-1)。

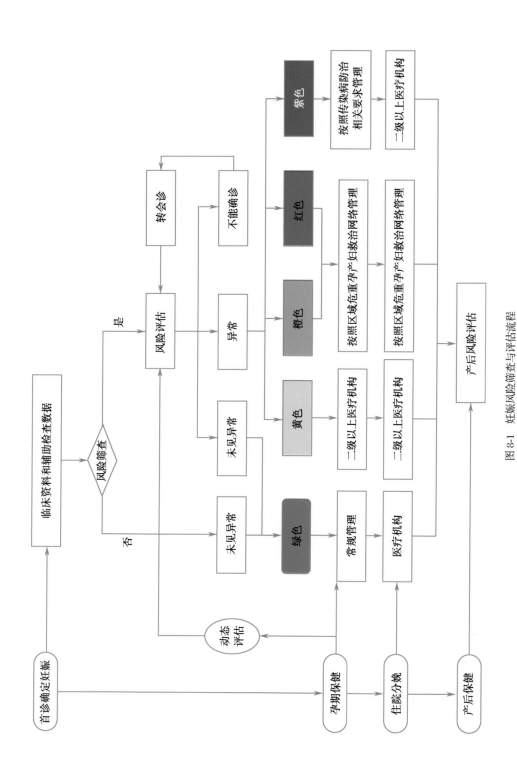

图 8-1　妊娠风险筛查与评估流程

（1）对妊娠风险分级为"橙色"的孕产妇,应当建议其在县级及以上危重孕产妇救治中心接受孕产期保健服务,有条件的原则上应当在三级医疗机构住院分娩。

（2）对妊娠风险分级为"红色"的孕产妇,应当建议其尽快到三级医疗机构接受评估以明确是否适宜继续妊娠。如适宜继续妊娠,应当建议其在县级及以上危重孕产妇救治中心接受孕产期保健服务,原则上应当在三级医疗机构住院分娩。

对于患有可能危及生命的疾病而不宜继续妊娠的孕产妇,应当由副主任以上任职资格的医师进行评估和确诊,告知本人继续妊娠风险,提出科学严谨的医学建议。

（3）对妊娠风险分级为"紫色"的孕产妇,应当按照传染病防治相关要求进行管理,并落实预防艾滋病、梅毒和乙肝母婴传播综合干预措施。

表 8-2　孕产妇妊娠风险评估分级及高危因素评分标准

评估内容	评估分级			
	绿色	黄色(5分,A级)	橙色(10分,B级)	红色(20分,C级)
1. 基本情况		1. 年龄 ≤ 18 岁或 ≥ 35 岁 2. 身高 ≤ 145cm 3. BMI>25kg/m² 或 <18.5kg/m² 4. 生殖道畸形 5. 骨盆狭小 6. 轻度智力障碍 7. 酗酒 8. 被动或主动吸烟≤ 20 支 / 日	1. 年龄 ≥ 40 岁 2. BMI ≥ 28kg/m² 3. 中重度智力障碍	
2. 既往病史		1. 不孕 2 年以上 2. 辅助生殖妊娠 3. 孕妇及亲属有遗传病史 4. 吸毒史 5. 盆腔手术史 6. 轻度妊娠期高血压疾病史 7. 瘢痕子宫(距末次子宫手术间隔≥ 18 个月) 8. 先天性畸形(右位心,内脏反位) 9. 不良孕产史(各类流产≤ 2 次,早产史 1 次,围产儿死亡史,异位妊娠史,出生缺陷史,滋养细胞疾病史) 10. 孕早期接触农药、放射性射线等化学、物理因素、孕早期病毒感染	1. 瘢痕子宫(距末次子宫手术间隔 <18 个月) 2. 各类子宫手术史［剖宫产、子宫(腺)肌瘤挖除史、宫角妊娠等］≥ 2 次 3. 各类不良孕产史(各类流产≥ 3 次,早产≥ 2 次,巨大儿分娩史,低出生体重史,阴道难产史,产后出血史,重度妊娠期高血压疾病史) 4. 吸烟≥ 20 支 / 日	1. 心衰史 2. 各类子宫手术史［剖宫产、子宫(腺)肌瘤挖除史、宫角妊娠等］≥ 3 次 3. 新生儿 ABO 或 RH 溶血换血史 4. 子宫破裂史 5. 会阴Ⅲ 度以上裂伤修补史

续表

评估内容	评估分级			
	绿色	黄色(5分,A级)	橙色(10分,B级)	红色(20分,C级)
			妊娠合并症	
1. 心血管系统疾病		1.1 原发性高血压,血压≥140/90mmHg 1.2 心脏病(经内科治疗无须药物治疗,心功能正常) 1.2.1 先天性心脏病(不伴有肺动脉高压的房缺、室缺、动脉导管未闭;法洛四联症修补术后无残余心脏结构异常等) 1.2.2 心肌炎后遗症 1.2.3 妊娠合并心律失常无合并症的轻度肺动脉狭窄和二尖瓣脱垂	1.1 原发性高血压,血压≥160/110mmHg 心功能Ⅱ级,轻度左心功能障碍或者 EF 40%~50% 1.2 需要药物治疗的心肌炎后遗症、心律失常等 1.3 瓣膜性心脏病(轻度二尖瓣狭窄瓣口 >1.5cm²,主动脉瓣狭窄跨瓣压差 <50mmHg,二叶式主动脉瓣疾病,马方综合征无主动脉扩张) 1.4 主动脉疾病(主动脉直径 <45mm),主动脉缩窄矫治术后 1.5 经治疗后稳定的心肌病 1.6 各种原因的肺动脉高压(<50mmHg)	1.1 心功能Ⅲ~Ⅳ级 1.2 各种原因引起的肺动脉高压(≥50mmHg),如房缺室缺动脉导管未闭等 1.3 复杂先心(法洛四联症,艾森曼格综合征等)和未手术的发绀型心脏病(SpO₂<90%)Fontan 循环术后 1.4 心脏瓣膜病:瓣膜置换术后,中重度二尖瓣狭窄(瓣口 <1.5cm²,主动脉瓣狭窄(跨瓣压差≥50mmHg),马方综合征等) 1.5 妊娠合并心肌病 1.6 主动脉疾病(主动脉直径≥45mm),主动脉缩窄矫治术后 1.7 各类心肌病 1.8 感染性心内膜炎 1.9 急性心肌炎 1.10 风心病风湿活动期 1.11 妊娠期高血压性心脏病
2. 呼吸系统疾病		2.1 经呼吸科诊治无须药物治疗、肺功能正常 2.2 肺结核稳定型	2.1 哮喘 2.2 脊柱侧弯 2.3 胸廓畸形等伴轻度肺功能不全	2.1 哮喘反复发作或呈持续状态 2.2 肺纤维化 2.3 胸廓或脊柱严重畸形等影响肺功能者 2.4 肺结核活动型 2.5 重症感染性肺炎
3. 消化系统疾病		3.1 肝炎病毒携带(表面抗原阳性,肝功能正常) 3.2 妊娠合并肝损害(ALT<100IU/L) 3.3 妊娠合并胆汁淤积症(TAB<20μmol/L)	3.1 肝功能异常(持续 ALT≥100IU/L) 3.2 仅需要药物治疗的肝硬化,肠梗阻、消化道出血等 3.3 妊娠合并胆汁淤积症 TAB≥20μmol/L) 3.4 肝炎发作(急慢性肝炎) 3.5 妊娠合并急性胆囊炎 3.6 妊娠合并急性阑尾炎	3.1 重症肝炎 3.2 肝功能失代偿 3.3 严重消化道出血 3.4 急性胰腺炎 3.5 肠梗阻影响孕妇生命

续表

评估内容	评估分级			
	绿色	黄色(5分,A级)	橙色(10分,B级)	红色(20分,C级)
4. 泌尿系统疾病		4.1 肾脏疾病目前病情稳定肾功能正常 4.2 妊娠合并下尿路感染妊娠合并泌尿系结石(无症状)	4.1 慢性肾脏疾病伴肾功能不全代偿期(肌酐大于正常上限) 4.2 妊娠合并上尿路感染 4.3 妊娠合并泌尿系结石(有腹痛)肾性尿崩症(尿量超过4 000ml/d)等	4.1 急慢性肾炎伴高血压 4.2 肾功能不全(肌酐超过正常值上界限1.5倍)
5. 内分泌系统疾病		5.1 无须药物治疗的甲状腺疾病,糖尿病(包括糖耐量受损)、垂体泌乳素瘤等	5.1 需要药物治疗的甲状腺疾病,糖尿病(包括糖耐量受损)、垂体泌乳素瘤等	5.1 甲亢并发心脏病、感染、肝功能异常和精神异常等 5.2 甲减并发系统功能障碍,基础代谢率小于50% 5.3 糖尿病酮症酸中毒 5.4 糖尿病并发症 V级、严重心血管疾病、增生性视网膜病变或玻璃出血、周围神经病变等 5.5 垂体泌乳素瘤出现实力减退、视野缺损和偏盲等 5.6 尿崩症:中枢性尿崩症伴有明显的多饮、多尿症状或合并其他垂体宫内异常嗜络细胞瘤等
6. 血液系统疾病		6.1 贫血(Hb60~110g/L) 6.2 血小板减少(PLT 50~100×10^9/L)无出血倾向	6.1 重度贫血(Hb 40~60g/L) 6.2 血小板减少(PLT 30~50×10^9/L)无出血倾向 6.3 凝血功能障碍无出血倾向易栓症(如抗凝血酶缺陷症、蛋白C缺陷症、抗磷脂综合征、肾病综合征等)	6.1 重度贫血(Hb <40/L) 6.2 血小板减少(PLT<30×10^9/L),或进行性下降或伴有出血倾向 6.3 再生障碍性贫血 6.4 白血病 6.5 凝血功能障碍伴出血倾向(先天性凝血因子缺乏、低纤维蛋白原血症等)血栓栓塞性疾病(如下肢深静脉血酸、颅内静脉窦血酸等)遗传性血液病(血友病、重度地中海贫血)
7. 神经系统疾病		7.1 癫痫(单纯部分性发作和复杂部分性发作)	7.1 重症肌无力(眼肌型) 7.2 癫痫(失神发作) 重症肌无力(病变波及四肢骨骼肌和延脑部肌肉)等	7.1 脑卒中 7.2 癫痫全身发作 7.3 脑血管畸形及手术史 7.4 重症肌无力(病变发展至眼脑肌、肢带肌、躯干肌和呼吸肌)

续表

评估 内容	评估分级			
	绿色	黄色(5分,A级)	橙色(10分,B级)	红色(20分,C级)
8. 免疫系统疾病		无须药物治疗(系统性红斑狼疮,IgA 肾病、类风湿性关节炎、干燥综合征、未分化结缔组织等)	应用小剂量激素(如强的松 5mg/d)6 个月以上,无临床活动表现(如 SLE、重症 IgA 肾病、类风湿性关节炎、干燥综合征、未分化结缔组织疾病等)	各类疾病活动期(SLE、重症 IgA 肾病、类风湿性关节炎、干燥综合征、未分化结缔组织疾病)
9. 肿瘤		子宫肌瘤或卵巢囊肿 ≥ 5cm	恶性肿瘤治疗后无转移复发	妊娠期间发生的恶性肿瘤治疗后复发或发生远处转移
10. 其他		10.1　轻度抑郁	10.1　精神病缓解期 10.2　中重度抑郁	10.1　精神病急性期 10.2　吸毒 10.3　器官移植孕妇 10.4　其他严重内、外科疾病等
妊娠并发症				
1. 妊娠期高血压疾病		1.1　妊娠期高血压 1.2　轻度子痫前期	1.1　慢性高血压并发子痫前期 1.2　重度子痫前期	1.1　子痫 1.2　HELLP 综合征
2. 胎盘脐带异常		2.1　胎盘前置状态	2.1　前置胎盘 2.2　脐带先露	2.1　凶险性前置胎盘 2.2　凶险性前置胎盘伴胎盘植入 2.3　前置血管 2.4　胎盘早剥
3. 多胎妊娠		3.1　双胎妊娠(双绒双羊)	3.1　双胎妊娠(单绒双羊) 3.2　≥ 3 胎妊娠 3.3　双胎羊水过多伴心肺功能减退 3.4　双胎妊娠(双绒双羊)一胎死亡	3.1　双胎妊娠(单绒单羊) 3.2　双胎妊娠(单绒双羊并发双胎输血综合征、选择性胎儿生长受限、双胎反向动脉灌注序列、双胎贫血 - 多血质序列) 3.3　双胎妊娠(单绒双羊)一胎死宫内 3.4　≥ 3 胎妊娠伴心肺功能减退

续表

评估内容	评估分级			
	绿色	黄色(5分,A级)	橙色(10分,B级)	红色(20分,C级)
4. 其他		4.1 先兆流产 4.2 先兆早产 4.3 胎儿宫内生长受限 4.4 巨大儿 4.5 胎儿畸形 4.6 ≥36周胎位不正 4.7 羊水过多 4.8 羊水过少 4.9 妊娠合并宫颈环扎术后 4.10 ≥34周胎膜早破 4.11 妊娠期肝内胆汁淤积症(轻中度) 4.12 脐带绕颈≥2周 4.13 妊娠剧吐 4.14 ≥41周妊娠 胎死宫内不伴凝血功能改变	4.1 难免流产 4.2 早产临产 4.3 <34周胎膜早破 4.4 妊娠期肝内胆汁淤积症(重度 TAB ≥40mmol/L,合并双胎,子痫前期) 4.5 产后抑郁症 4.6 产褥期中暑 4.7 产褥感染 4.8 原因不明发热 4.9 RH血型不合 4.10 ≥42周妊娠	4.1 妊娠剧吐(酮症酸中毒或威尼克氏脑病) 4.2 胎儿窘迫 4.3 妊娠期急性脂肪肝 4.4 脐带脱垂 4.5 胎死宫内伴凝血功能改变 4.6 C级高危产后尚未稳定

备注:

1. 本评分标准根据国家卫生计生委办公厅《关于印发孕产妇妊娠风险评估与管理工作规范的通知》(国卫办妇幼发[2017]35号)中关于孕产妇妊娠风险评估表,未发现高危因素及妊娠风险为"绿色",评分 A 级相当于妊娠风险"黄色",评分 B 级相当于妊娠风险"橙色",评分 C 级相当于妊娠风险"红色",传染病、性病和艾滋病相当于妊娠风险"紫色"。

2. 紫色:所有妊娠合并传染性疾病:HIV 感染、梅毒、病毒性肝炎、淋病、尖锐湿疣、结核病、重症感染性肺炎、特殊病毒感染,如 H_1N_1、寨卡病毒等感染。紫色标识孕妇可能伴有其他颜色,如同时存在不同颜色分类,按照较高风险的分级标识。

3. 有两种以上高危因素时总高危评分可由各项相加累计,但其高危级别则以单项中最高者记录。例 1:身高 145cm(A 级),体重 <45kg(A 级),评分为 5 分 +5 分 =10 分,总评分 10 分 A 级;例 2:2 次流产史(A 级),产后出血史(B 级),评分为 5 分 +10 分 =15 分,总评分 15 分 B 级;例 3:年龄 ≥35 岁(A 级),早产 ≥2 次(B 级),先心发绀型(C 型),评分为 5 分 +10 分 +20 分 =35 分,总评分 35 分 C 级。

(王爱玲 鲁泽春)